第2種
衛生管理者
過去8回
本試験問題集

新星出版社

過去問の繰り返し

衛生管理者とは、労働者の危険又は健康障害の防止、安全・衛生教育、健康診断その他健康の保持増進などを行いますが、労働安全衛生法において一定規模の事業場ごとに選任することが定められています。

衛生管理者には、衛生工学衛生管理者、第１種衛生管理者、第２種衛生管理者の３種類があります。衛生工学衛生管理者になるには、大学または高等専門学校で所定のカリキュラムを収めるか、第１種衛生管理者免許試験に合格したのち、所定の講習を受けて修了試験に合格しなければなりません。

合格ラインは 60%	→	得意分野は満点を目指す
足切りラインは 40%	→	苦手分野を作らない
過去問題を繰り返し学習	→	解法パターンを叩き込む

本番試験を再現しました

令和５年10月から令和２年４月までに公表された８回の試験問題を収録しました。

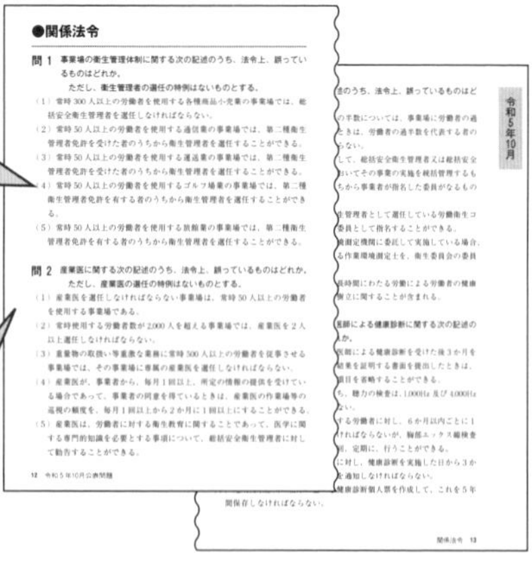
●関係法令

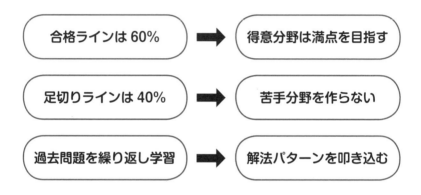

問 1 事業場の衛生管理体制に関する次の記述のうち、法令上、誤っているものはどれか。
ただし、衛生管理者の選任の特例はないものとする。
（1）常時300人以上の労働者を使用する各種商品小売業の事業場では、総括安全衛生管理者を選任しなければならない。
（2）常時50人以上の労働者を使用する通信業の事業場では、第二種衛生管理者免許を受けた者のうちから衛生管理者を選任することができる。
（3）常時50人以上の労働者を使用する運送業の事業場では、第二種衛生管理者免許を受けた者のうちから衛生管理者を選任することができる。
（4）常時50人以上の労働者を使用するゴルフ場業の事業場では、第二種衛生管理者免許を有する者のうちから衛生管理者を選任することができる。
（5）常時50人以上の労働者を使用する旅館業の事業場では、第二種衛生管理者免許を有する者のうちから衛生管理者を選任することができる。

問 2 産業医に関する次の記述のうち、法令上、誤っているものはどれか。
ただし、産業医の選任の特例はないものとする。
（1）産業医を選任しなければならない事業場は、常時50人以上の労働者を使用する事業場である。
（2）常時使用する労働者数が2,000人を超える事業場では、産業医を２人以上選任しなければならない。
（3）重量物の取扱い等重激な業務に常時500人以上の労働者を従事させる事業場では、その事業場に専属の産業医を選任しなければならない。
（4）産業医が、事業者から、毎月１回以上、所定の情報の提供を受けている場合であって、事業者の同意を得ているときは、産業医の作業場等の巡視の頻度を、毎月１回以上から２か月に１回以上にすることができる。
（5）産業医は、労働者に対する衛生教育に関することであって、医学に関する専門的知識を必要とする事項について、総括安全衛生管理者に対して勧告することができる。

12 令和５年10月公表問題

令和5年10月

関係法令 13

出題された問題を忠実に再現しました。改正等で変更がある場合は、解説に 注意！ などで示してあります。

学習で合格確実‼

●試験は決して簡単ではない

第１種・第２種衛生管理者になるための試験は、厚生労働大臣の指定する指定試験機関である**公益財団法人安全衛生技術試験協会**が行っています。

協会から公表されている年度**合格率は 50％前後**となっていますが、試験は全国の試験会場ごとに年に何回も行われており、この合格率は、再受験、さらに何回目かの挑戦で合格したという受験者もかなり含まれていますから、１回で合格することは簡単ではないといえます。過去の出題問題をみればわかるように、**決して一夜漬けで合格できる試験ではありません**。

●合格への近道は過去問題にある

衛生管理者試験の試験範囲は広く、労働安全衛生法、労働基準法などの関係法令、有機溶剤中毒、粉じん障害、鉛中毒などの有害業務に関する知識、医学・生理学に関する知識など幅広い知識が問われます。とくに、１種試験の対象となる有害業務に関する分野では、専門的な知識が求められますから、理系出身者ならともかく文系出身の受験生にはかなりハードルが高いといえます。衛生管理者試験の問題数は、**１種は 44 問、２種は 30 問**。合格ラインは全体の **60％以上**、かつ科目ごと（１種試験では範囲ごと）に **40％以上**の正答率が必要です。１科目でも 40％の得点がない場合は、全体でいくら高得点であっても不合格となります。こうしたことから、苦手科目があると合格が難しくなりますので、まんべんなく学習することが重要です。

この問題集だけで学習できます

この問題集だけでも学習できるように、解説文は簡潔にまとめて、参考となる図や表によって理解を深めるようにしました。

問題を解く上でのポイントは **注意！** で示してあります。また、**参照！** には、関連条文や通達などを明記しました。

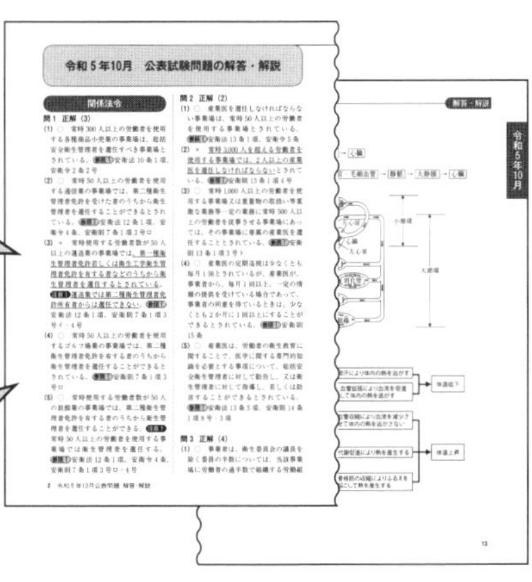

●同じ問題が繰り返し出題されている

衛生管理者試験は、全国各地域で毎月複数回、行われていて、出題される問題はほぼ限られています。そして、本書掲載の公表問題からもわかるように、同じような問題が繰り返し出題されており、**過去8回分の出題問題をカバーすれば、ほぼすべての問題に対処することができます**。問題文中の数値を変えただけの問題、選択肢の順番を入れ替えただけの問題、正しい選択肢と誤った選択肢を入れ替えただけの問題といったように、試験問題は、過去に出題された問題が少しずつ改定を加えて繰り返し出題されています。

●過去問題の繰り返しが合格の近道

学習に際しては、基本事項を覚えることは必要ですが、**過去問題を繰り返し解くことが合格への一番の近道となります**。過去問題を何回も解くことで、繰り返し出題されている問題の解き方がより深くインプットされます。

1種試験と2種試験の違いは、有害業務に関わるものがあるかどうか、そして、その分野の出題される問題数が少ないというだけで、難易度には大きな違いはありません。その証しに、**2種試験問題の8割は、同時に行われる1種試験問題とまったく同じ問題が出題（公表問題）されています**。

分野別学習の進め方

●関係法令の分野

1種試験の出題範囲は、労働基準法、労働安全衛生法、作業環境測定法及びじん肺法、これらに基づく命令中の関係条項ですが、労働基準法では、労働安全衛生法と関連の深い条文に注意しましょう。よく出題されているのは、時間外労働、休日労働、有給休暇などに関する問題です。**労働基準法施行規則第18条の有害業務一覧などは覚えておく必要があります。**

2種試験の出題範囲は、1種試験から有害業務に係るものを除いた範囲となりますから、有機溶剤予防規則、粉じん障害予防規則などの有害業務に関する省令や通知などは出題されません。

法令の学習で注意することは、○○法といった「法律」、○○令といった「政令」、○○規則、○○施行規則といった「省令」は、**必ず関連条文を見比べておくことです**。法律は大きな枠組みだけを決めていて、実際の運用は政令、省令で細かく定められています。試験に出題されるのは、細かな取り決めが大半ですから、法律だけ、省令だけを見ていては、理解できず、かえって混乱してしまいます。また、関係するさまざまな通知も出題されますから、通知の原点となる法令をしっかり押さえておく必要もあります。本書には、参照！として、関連条文をできる限り掲載してあります。面倒なようでも、この参照条文を見ておくことが理解を深めることにつながります。

本書中、「安衛法」は「労働安全衛生法」、「安衛令」は「労働安全衛生法

施行令」、「安衛則」は「労働安全衛生規則」の略称です。

●労働衛生の分野

1種試験の出題範囲は、衛生管理体制、職業性疾病、作業環境管理、作業管理、健康管理、労働衛生教育、労働衛生管理統計、救急処置などですが、1種試験では、有害物による健康障害・疾病の症状、有害物質の分類・性状、環境管理の具体策など、広い範囲にわたって詳細な部分まで問われますから、混乱しないように基本事項を整理して覚えなければなりません。

2種試験の出題範囲は、衛生管理体制、有害業務に係るものを除いた作業環境管理、有害業務に係るものを除いた健康管理、健康の保持増進対策、労働衛生教育、労働衛生管理統計、救急処置、有害業務に係る労働衛生概論などですが、事務所の必要換気量の算出方法、暑熱環境における熱ストレスの評価指標など、**温熱条件、採光・照明に関する問題は、1種試験ではあまり見られず、2種試験で繰り返し出題されています**。

●労働生理の分野

労働生理の分野の試験範囲は、1種・2種ともに、人体組織及び機能、環境条件による人体の機能の変化、労働による人体の機能の変化、疲労及びその予防、職業適性となっています。この分野では、出題問題は1種と2種に難易度の違いはなく、同じ問題が出題されています。だからといって必ずしもやさしい問題ばかりとはいえません。循環器系では、血液の流れ、内分泌系ではホルモンの働きなどが頻出問題ですが、**図を使って立体的に覚えるようにすると効果的といえます**。

労働生理は、1種・2種試験ともに、10問出題されますが、出題される問題も定番のものが多く、1種では1問10点と、他の分野に比べて高く配点されていますから、**得点源として取りこぼしのないように留意しましょう**。

試験で注意すること

時間配分を考える	➡	焦ることのないように
マークシートに注意する	➡	チェック欄を間違えない
見直しは必ず行う	➡	頭の切り替えをしよう

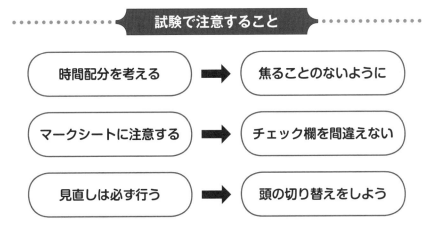

試験本番での注意事項

●マークシートに注意しよう

解答はマークシートにチェックする方式で行われます。記入に際しては、必ず問題番号を確認してください。解答用紙にはマークシートの記入欄がずらりと並んでいるので、途中で間違った問題に記入すると、後からではとても確認しづらくなります。再確認で、運よく発見しても、パニックになってしまい、確認できる精神状態ではなくなります。**解答記入時には、1問ごとに問題番号を確認してから記入するようにしましょう**。

マークシートに記入する際には、解答欄の枠からはみ出すことのないようにして、枠内をきちんと塗りつぶすようにしましょう。せっかく正しい選択肢を選んでいても、マークの仕方で得点にならなければそれまでの努力が無駄となります。

●見直しは必ず行おう

試験時間は、1種試験で3時間、2種試験で2時間15分となっていますが、問題数から見れば時間は十分にあるといえます。むしろ、多くの場合は時間が余ってしまい、手持ち無沙汰になりがちですが、一通り終わってからも、**必ず見直しをする**ようにしましょう。

時間をおいて見直すと、意外な見落としに気づくことがあります。また、見直しは、同じ分野を続けて行うのではなく、違う分野を見直してから、また、元の分野を見直すようにすると、**頭の切り替え**ができます。

1人が退出すると、それにつられて、次々と会場を退出する受験者が現れますが、周りの受験者が退出していても、それに気を取られることなく、納得いくまで見直しをすることが大切です。むしろ、これを**見直し開始の合図**と考えましょう。

試験当日の注意事項

・筆記用具は、HBまたはBの鉛筆を使用する。シャープペンシルの使用も可。ただし、ボールペン、色鉛筆の使用は不可。定規の使用は可能。
・電卓の使用は可能だが、使用できるのは基本的な機能の電卓で、電池内蔵型で音を発しないタイプのものに限られる。
・試験室では、スマートフォン、携帯電話などの電源は切ること。
・試験開始15分前から試験の説明が行われるので、それまでに入室すること。

注：この注意事項と8ページからの受験案内は、実際の受験案内を参考に作成したものです。受験に際しては、必ず、安全衛生技術試験協会で受験案内を入手して確認してください。受験案内は、全国各地域の労働基準協会、日本ボイラ協会、日本クレーン協会などでも入手することができます。**安全衛生技術試験協会ホームページ** http://www.exam.or.jp/

第2種衛生管理者過去8回

本試験問題集

CONTENTS

●別冊（解答解説）

注：解説中、参照法令の略称と正式な法令名は次の通りです。
　安衛法：労働安全衛生法、安衛令：労働安全衛生法施行令、
　安衛則：労働安全衛生規則

注：「第1種衛生管理者」「第2種衛生管理者」の正式名称は、「第一種衛生管理者」「第二種衛生管理者」です。本書では便宜上使い分けています。

※別冊は取り外し、解答用紙はコピーをしてお使いください。

2024 年度受験案内

第１種・第２種衛生管理者になるには、厚生労働大臣の指定試験機関である**公益財団法人安全衛生技術試験協会**の行う試験に合格しなければなりません。試験は、全国７か所にある安全衛生技術センターで毎月のように行われているほか、各センターの地区ごとに出張試験も行われています。

試験の詳細は、受験案内である「免許試験受験申請書とその作り方」を、公益財団法人安全衛生技術試験協会、各安全衛生技術センターへ請求、確認してください（労働基準協会連合会などでも入手することができます）。

安全衛生技術試験協会ホームページ　http://www.exam.or.jp/

●安全衛生技術試験協会、各安全衛生技術センター

	住　所	電　話
安全衛生技術試験協会（本部）	〒101-0065　東京都千代田区西神田 3-8-1 千代田ファーストビル東館９階	03-5275-1088
北海道安全衛生技術センター	〒061-1407　北海道恵庭市黄金北 3-13	0123-34-1171
東北安全衛生技術センター	〒989-2427　宮城県岩沼市里の杜 1-1-15	0223-23-3181
関東安全衛生技術センター	〒290-0011　千葉県市原市能満 2089	0436-75-1141
中部安全衛生技術センター	〒477-0032　愛知県東海市加木屋町 丑寅海戸 51-5	0562-33-1161
近畿安全衛生技術センター	〒675-0007　兵庫県加古川市神野町 西之山字迎野	079-438-8481
中国四国安全衛生技術センター	〒721-0955　広島県福山市新涯町 2-29-36	084-954-4661
九州安全衛生技術センター	〒839-0809　福岡県久留米市東合川 5-9-3	0942-43-3381

試験科目と試験時間

試験は、毎月、地域によっては複数回、各安全衛生技術センターで行われています。試験の種類と試験科目、試験時間は次の通りです。試験日程等は、各安全衛生技術センターによって異なりますので、必ず、受験案内等で確認してください。また、出張試験における試験開始時刻は、別途、会場ごとに定められます。

●試験科目

種　類	試験科目		
	試験範囲		出題数（配点）
第１種衛生管理者	関係法令	有害業務に係るもの	10問（80点）
		有害業務に係るもの以外のもの	7問（70点）
	労働衛生	有害業務に係るもの	10問（80点）
		有害業務に係るもの以外のもの	7問（70点）
	労働生理		10問（100点）
特例 第１種衛生管理者	関係法令（有害業務に係るものに限る。）		10問（80点）
	労働衛生（有害業務に係るものに限る。）		10問（80点）
第２種衛生管理者	関係法令（有害業務に係るものを除く。）		10問（100点）
	労働衛生（有害業務に係るものを除く。）		10問（100点）
	労働生理		10問（100点）

注：特例第１種衛生管理者免許試験とは、第２種衛生管理者免許取得者が、第１種衛生管理者免許試験を受験する場合です。

●試験時間

種　類	試験時間
第１種衛生管理者	13：30 ～ 16：30（３時間） ※科目免除者 13：30 ～ 15：45（２時間 15 分）
特例第１種衛生管理者	13：30 ～ 15：30（２時間）
第２種衛生管理者	13：30 ～ 16：30（３時間） ※科目免除者 13：30 ～ 15：45（２時間 15 分）

注：船員法による衛生管理者適任証書の交付を受けた者で、その後１年以上労働衛生の実務に従事した経験を有するものは「労働生理」科目が免除されます。

●合格ライン

それぞれの試験科目または試験範囲ごとの得点が、それぞれの試験科目（試験範囲）に決められた配点の 40%以上であり、かつ全科目の合計得点が満点の 60%以上である場合、合格となります。

受験案内と受験申し込み

受験案内（免許試験受験申請書とその作り方）の請求と、**受験申し込みは、全国７か所にある安全衛生技術センターに行います**。受験申請は、受験日の２か月前から行われます。

受験手数料（8,800 円）は、金融機関で払い込み、受験申請書に払込受付証明書を添えて申し込みます。試験結果は、試験日からおおむね**７日後**となっており、合格者には「**免許試験合格通知書**」、それ以外の受験者には「**免許試験結果通知書**」が送付されます。また、各安全衛生技術センターの掲示板と安全衛生技術試験協会のホームページに受験番号が掲示されます。

第１種は、第２種の上位免許に当たりますが、段階を踏まなければならないというものではなく、最初から第１種を受けることができます。

受験資格

受験するために必要となる資格（抜粋）には次のようなものがあります。ただし、これらは代表的なもので、このほかにもさまざまな経験や資格が受験対象となりますので、受験案内または協会ホームページを参照してください。

①学校教育法による大学（短期大学を含む。）又は高等専門学校を卒業した者で、その後１年以上労働衛生の実務に従事した経験を有するもの

②指定を受けた専修学校の専門課程（4年以上）を一定日以後に修了した者などで、その後１年以上労働衛生の実務に従事した経験を有するもの

③学校教育法による高等学校又は中等教育学校を卒業した者で、その後３年以上労働衛生の実務に従事した経験を有するもの

④ 10年以上労働衛生の実務に従事した経験を有するもの

注意：この受験資格は抜粋です。詳細は、必ず受験案内を参照してください。

合格率

試験は全国の各センターごとに、毎月複数回行われています。安全衛生技術試験協会が発表した年間受験者数、合格者数、合格率は次の通りです。

年　度		受験者数	合格者数	合格率
平成27年度	第１種衛生管理者	55,129名	30,587名	55.5%
	第２種衛生管理者	25,716名	16,983名	66.0%
平成28年度	第１種衛生管理者	61,500名	28,003名	45.5%
	第２種衛生管理者	29,186名	16,189名	55.5%
平成29年度	第１種衛生管理者	65,821名	29,636名	45.0%
	第２種衛生管理者	31,537名	17,302名	54.9%
平成30年度	第１種衛生管理者	67,080名	29,631名	44.2%
	第２種衛生管理者	32,985名	17,271名	52.4%
令和元年度	第１種衛生管理者	68,498名	32,026名	46.8%
	第２種衛生管理者	33,559名	18,511名	55.2%
令和２年度	第１種衛生管理者	43,157名	18,916名	43.8%
	第２種衛生管理者	22,220名	11,729名	52.8%
令和３年度	第１種衛生管理者	68,210名	29,113名	42.7%
	第２種衛生管理者	36,057名	17,922名	49.7%
令和４年度	第１種衛生管理者	68,066名	31,207名	45.8%
	第２種衛生管理者	35,199名	18,089名	51.4%

第2種衛生管理者

令和5年10月公表試験問題

〔注意事項〕

1　解答方法

(1)　解答は、別の解答用紙に記入（マーク）してください。

(2)　使用できる鉛筆（シャープペンシル可）は、「HB」又は「B」です。
ボールペン、サインペンなどは使用できません。

(3)　解答用紙は、機械で採点しますので、折ったり、曲げたり、汚したりしないでください。

(4)　解答を訂正するときは、消しゴムできれいに消してから書き直してください。

(5)　問題は、五肢択一式で、正答は一問につき一つだけです。二つ以上に記入（マーク）したもの、判読が困難なものは、得点としません。

(6)　計算、メモなどは、解答用紙に書かずに試験問題の余白を利用してください。

2　受験票には、何も記入しないでください。

3　試験時間は3時間で、試験問題は問1～問30です。
「労働生理」の免除者の試験時間は2時間15分で、試験問題は問1～問20です。

4　試験開始後、1時間以内は退室できません。
試験時間終了前に退室するときは、着席のまま無言で手を上げてください。
試験監督員が席まで伺います。
なお、退室した後は、再び試験室に入ることはできません。

5　試験問題は、持ち帰ることはできません。受験票は、お持ち帰りください。

●関係法令

問 1 事業場の衛生管理体制に関する次の記述のうち、法令上、誤っているものはどれか。

ただし、衛生管理者の選任の特例はないものとする。

（1）常時 300 人以上の労働者を使用する各種商品小売業の事業場では、総括安全衛生管理者を選任しなければならない。

（2）常時 50 人以上の労働者を使用する通信業の事業場では、第二種衛生管理者免許を受けた者のうちから衛生管理者を選任することができる。

（3）常時 50 人以上の労働者を使用する運送業の事業場では、第二種衛生管理者免許を受けた者のうちから衛生管理者を選任することができる。

（4）常時 50 人以上の労働者を使用するゴルフ場業の事業場では、第二種衛生管理者免許を有する者のうちから衛生管理者を選任することができる。

（5）常時 50 人以上の労働者を使用する旅館業の事業場では、第二種衛生管理者免許を有する者のうちから衛生管理者を選任することができる。

問 2 産業医に関する次の記述のうち、法令上、誤っているものはどれか。

ただし、産業医の選任の特例はないものとする。

（1）産業医を選任しなければならない事業場は、常時 50 人以上の労働者を使用する事業場である。

（2）常時使用する労働者数が 2,000 人を超える事業場では、産業医を２人以上選任しなければならない。

（3）重量物の取扱い等重激な業務に常時 500 人以上の労働者を従事させる事業場では、その事業場に専属の産業医を選任しなければならない。

（4）産業医が、事業者から、毎月１回以上、所定の情報の提供を受けている場合であって、事業者の同意を得ているときは、産業医の作業場等の巡視の頻度を、毎月１回以上から２か月に１回以上にすることができる。

（5）産業医は、労働者に対する衛生教育に関することであって、医学に関する専門的知識を必要とする事項について、総括安全衛生管理者に対して勧告することができる。

問3 衛生委員会に関する次の記述のうち、法令上、誤っているものはどれか。

(1) 衛生委員会の議長を除く委員の半数については、事業場に労働者の過半数で組織する労働組合がないときは、労働者の過半数を代表する者の推薦に基づき指名しなければならない。

(2) 衛生委員会の議長は、原則として、総括安全衛生管理者又は総括安全衛生管理者以外の者で事業場においてその事業の実施を統括管理するもの若しくはこれに準ずる者のうちから事業者が指名した委員がなるものとする。

(3) 事業場に専属ではないが、衛生管理者として選任している労働衛生コンサルタントを、衛生委員会の委員として指名することができる。

(4) 作業環境測定を外部の作業環境測定機関に委託して実施している場合、当該作業環境測定を実施している作業環境測定士を、衛生委員会の委員として指名することができる。

(5) 衛生委員会の付議事項には、長時間にわたる労働による労働者の健康障害の防止を図るための対策の樹立に関することが含まれる。

問4 労働安全衛生規則に基づく医師による健康診断に関する次の記述のうち、誤っているものはどれか。

(1) 雇入時の健康診断において、医師による健康診断を受けた後3か月を経過しない者が、その健康診断結果を証明する書面を提出したときは、その健康診断の項目に相当する項目を省略することができる。

(2) 雇入時の健康診断の項目のうち、聴力の検査は、1,000Hz 及び 4,000Hz の音について行わなければならない。

(3) 深夜業を含む業務に常時従事する労働者に対し、6か月以内ごとに1回、定期に、健康診断を行わなければならないが、胸部エックス線検査については、1年以内ごとに1回、定期に、行うことができる。

(4) 定期健康診断を受けた労働者に対し、健康診断を実施した日から3か月以内に、当該健康診断の結果を通知しなければならない。

(5) 定期健康診断の結果に基づき健康診断個人票を作成して、これを5年間保存しなければならない。

問 5 事業場の建築物、施設等に関する措置について、労働安全衛生規則の衛生基準に違反していないものは次のうちどれか。

（1）常時男性 35 人、女性 10 人の労働者を使用している事業場で、労働者が臥床することのできる男女別々の休養室又は休養所を設けていない。

（2）常時 50 人の労働者を就業させている屋内作業場の気積が、設備の占める容積及び床面から 4 m を超える高さにある空間を除き 450m^3 となっている。

（3）日常行う清掃のほか、毎年 1 回、12 月下旬の平日を大掃除の日と決めて大掃除を行っている。

（4）事業場に附属する食堂の床面積を、食事の際の 1 人について、0.5m^2 としている。

（5）労働衛生上の有害業務を有しない事業場において、窓その他の開口部の直接外気に向かって開放することができる部分の面積が、常時床面積の 25 分の 1 である屋内作業場に、換気設備を設けていない。

問 6 労働衛生コンサルタントに関する次の記述のうち、法令上、誤っているものはどれか。

（1）労働衛生コンサルタントは、他人の求めに応じ報酬を得て、労働者の衛生の水準の向上を図るため、事業場の衛生についての診断及びこれに基づく指導を行うことを業とする。

（2）労働衛生コンサルタント試験には、保健衛生及び労働衛生工学の 2 つの区分がある。

（3）労働衛生コンサルタント試験に合格した者は、厚生労働大臣の指定する指定登録機関に備える労働衛生コンサルタント名簿に、氏名、生年月日等所定の事項の登録を受けることにより、労働衛生コンサルタントとなることができる。

（4）労働衛生コンサルタントが、その業務に関して知り得た秘密を漏らし、又は盗用したときは、その登録を取り消されることがある。

（5）労働衛生コンサルタントの診断及び指導を受けた事業者は、その記録を作成して、これを 3 年間保存しなければならない。

問 7 労働安全衛生法に基づく労働者の心理的な負担の程度を把握するための検査（以下「ストレスチェック」という。）及びその結果等に応じて実施される医師による面接指導に関する次の記述のうち、法令上、正しいものはどれか。

（1）ストレスチェックを受ける労働者について解雇、昇進又は異動に関して直接の権限を持つ監督的地位にある者は、ストレスチェックの実施の事務に従事してはならない。

（2）事業者は、ストレスチェックの結果が、衛生管理者及びストレスチェックを受けた労働者に通知されるようにしなければならない。

（3）面接指導を行う医師として事業者が指名できる医師は、当該事業場の産業医に限られる。

（4）面接指導の結果は、健康診断個人票に記載しなければならない。

（5）事業者は、面接指導の結果に基づき、当該労働者の健康を保持するため必要な措置について、面接指導が行われた日から３か月以内に、医師の意見を聴かなければならない。

問 8 事務室の空気環境の調整に関する次の文中の［　　　］内に入れるＡ及びＢの数値の組合せとして、法令上、正しいものは（1）～（5）のうちどれか。

「①　空気調和設備又は機械換気設備を設けている場合は、室に供給される空気が、１気圧、温度 25℃とした場合の当該空気中に占める二酸化炭素の含有率が 100 万分の［　Ａ　］以下となるように、当該設備を調整しなければならない。

②　①の設備により室に流入する空気が、特定の労働者に直接、継続して及ばないようにし、かつ、室の気流を［　Ｂ　］m/s 以下としなければならない。」

	A	B
（1）	1,000	0.3
（2）	1,000	0.5
（3）	2,000	0.3
（4）	2,000	0.5
（5）	2,000	1

問 9 労働基準法に定める妊産婦等に関する次の記述のうち、法令上、誤っているものはどれか。

ただし、常時使用する労働者数が 10 人以上の規模の事業場の場合とし、管理監督者等とは、「監督又は管理の地位にある者等、労働時間、休憩及び休日に関する規定の適用除外者」をいうものとする。

（1）時間外・休日労働に関する協定を締結し、これを所轄労働基準監督署長に届け出ている場合であっても、妊産婦が請求した場合には、管理監督者等の場合を除き、時間外・休日労働をさせてはならない。

（2）フレックスタイム制を採用している場合であっても、妊産婦が請求した場合には、管理監督者等の場合を除き、1週 40 時間、1日8時間を超えて労働させてはならない。

（3）妊産婦が請求した場合には、深夜業をさせてはならない。

（4）妊娠中の女性が請求した場合においては、他の軽易な業務に転換させなければならない。

（5）原則として、産後8週間を経過しない女性を就業させてはならない。

問10 週所定労働時間が 25 時間、週所定労働日数が4日である労働者であって、雇入れの日から起算して5年6か月継続勤務したものに対して、その後1年間に新たに与えなければならない年次有給休暇日数として、法令上、正しいものは次のうちどれか。

ただし、その労働者はその直前の1年間に全労働日の8割以上出勤したものとする。

（1）12 日

（2）13 日

（3）14 日

（4）15 日

（5）16 日

●労働衛生

問11 温熱条件に関する次の記述のうち、誤っているものはどれか。

（1）温度感覚を左右する環境条件は、気温、湿度及びふく射（放射）熱の三つの要素で決まる。
（2）実効温度は、人の温熱感に基礎を置いた指標で、気温、湿度及び気流の総合効果を温度目盛りで表したものである。
（3）相対湿度は、乾球温度と湿球温度によって求められる。
（4）WBGT 基準値は、身体に対する負荷が大きな作業の方が、負荷が小さな作業より小さな値となる。
（5）WBGT 値がその基準値を超えるおそれのあるときには、冷房などにより WBGT 値を低減すること、代謝率レベルの低い作業に変更することなどの対策が必要である。

問12 一般の事務室における換気に関する次のAからDの記述について、誤っているものの組合せは（1）～（5）のうちどれか。

A　人間の呼気の成分の中で、酸素の濃度は約16%、二酸化炭素の濃度は約４%である。

B　新鮮な外気中の酸素濃度は約21%、二酸化炭素濃度は0.3～0.4%程度である。

C　室内の必要換気量（m^3/h）は、次の式により算出される。

$$\frac{\text{室内にいる人が１時間に呼出する二酸化炭素量}(m^3/h)}{\text{室内二酸化炭素基準濃度}(\%)-\text{外気の二酸化炭素濃度}(\%)}\times 100$$

D　必要換気量の算出に当たって、室内二酸化炭素基準濃度は、通常、１%とする。

（1）A、B
（2）A、C
（3）B、C
（4）B、D
（5）C、D

問13 厚生労働省の「情報機器作業における労働衛生管理のためのガイドライン」に基づく措置に関する次の記述のうち、適切でないものはどれか。

（1）ディスプレイとの視距離は、おおむね50cmとし、ディスプレイ画面の上端を眼の高さよりもやや下にしている。

（2）書類上及びキーボード上における照度を400ルクス程度とし、書類及びキーボード面における明るさと周辺の明るさの差はなるべく小さくしている。

（3）一連続作業時間が１時間を超えないようにし、次の連続作業までの間に５分の作業休止時間を設け、かつ、一連続作業時間内において２回の小休止を設けている。

（4）１日の情報機器作業の作業時間が４時間未満である労働者については、自覚症状を訴える者についてのみ、情報機器作業に係る定期健康診断の対象としている。

（5）情報機器作業に係る定期健康診断において、眼科学的検査と筋骨格系に関する検査のそれぞれの実施日が異なっている。

問14 健康診断における検査項目に関する次の記述のうち、誤っているものはどれか。

（1）HDLコレステロールは、善玉コレステロールとも呼ばれ、低値であることは動脈硬化の危険因子となる。

（2）γ-GTPは、正常な肝細胞に含まれている酵素で、肝細胞が障害を受けると血液中に流れ出し、特にアルコールの摂取で高値を示す特徴がある。

（3）ヘモグロビンA1cは、血液１μL中に含まれるヘモグロビンの数を表す値であり、貧血の有無を調べるために利用される。

（4）尿素窒素（BUN）は、腎臓から排泄（せつ）される老廃物の一種で、腎臓の働きが低下すると尿中に排泄（せつ）されず、血液中の値が高くなる。

（5）血清トリグリセライド（中性脂肪）は、食後に値が上昇する脂質で、内臓脂肪が蓄積している者において、空腹時にも高値が持続することは動脈硬化の危険因子となる。

問15 厚生労働省の「職場における受動喫煙防止のためのガイドライン」に関する次のAからDの記述について、誤っているものの組合せは（1）～（5）のうちどれか。

A　第一種施設とは、多数の者が利用する施設のうち、学校、病院、国や地方公共団体の行政機関の庁舎等をいい、「原則敷地内禁煙」とされている。

B　一般の事務所や工場は、第二種施設に含まれ、「原則屋内禁煙」とされている。

C　第二種施設においては、特定の時間を禁煙とする時間分煙が認められている。

D　たばこの煙の流出を防止するための技術的基準に適合した喫煙専用室においては、食事はしてはならないが、飲料を飲むことは認められている。

（1）A、B
（2）A、C
（3）B、C
（4）B、D
（5）C、D

問16 労働衛生管理に用いられる統計に関する次の記述のうち、誤っているものはどれか。

（1）生体から得られたある指標が正規分布である場合、そのばらつきの程度は、平均値や最頻値によって表される。

（2）集団を比較する場合、調査の対象とした項目のデータの平均値が等しくても分散が異なっていれば、異なった特徴をもつ集団であると評価される。

（3）健康管理統計において、ある時点での検査における有所見者の割合を有所見率といい、このようなデータを静態データという。

（4）健康診断において、対象人数、受診者数などのデータを計数データといい、身長、体重などのデータを計量データという。

（5）ある事象と健康事象との間に、統計上、一方が多いと他方も多いというような相関関係が認められたとしても、それらの間に因果関係があるとは限らない。

問17 厚生労働省の「職場における腰痛予防対策指針」に基づき、腰部に著しい負担のかかる作業に常時従事する労働者に対して当該作業に配置する際に行う健康診断の項目として、適切でないものは次のうちどれか。

（1）既往歴及び業務歴の調査

（2）自覚症状の有無の検査

（3）負荷心電図検査

（4）神経学的検査

（5）脊柱の検査

問18 脳血管障害及び虚血性心疾患に関する次の記述のうち、誤っているものはどれか。

（1）虚血性の脳血管障害である脳梗塞は、脳血管自体の動脈硬化性病変による脳血栓症と、心臓や動脈壁の血栓が剥がれて脳血管を閉塞する脳塞栓症に分類される。

（2）くも膜下出血は、通常、脳動脈瘤（りゅう）が破れて数日後、激しい頭痛で発症する。

（3）虚血性心疾患は、冠動脈による心筋への血液の供給が不足したり途絶えることにより起こる心筋障害である。

（4）心筋梗塞では、突然激しい胸痛が起こり、「締め付けられるように痛い」、「胸が苦しい」などの症状が、１時間以上続くこともある。

（5）運動負荷心電図検査は、虚血性心疾患の発見に有用である。

問19 食中毒に関する次の記述のうち、正しいものはどれか。

（1）感染型食中毒は、食物に付着した細菌そのものの感染によって起こる食中毒で、サルモネラ菌によるものがある。

（2）赤身魚などに含まれるヒスチジンが細菌により分解されて生成されるヒスタミンは、加熱調理によって分解する。

（3）エンテロトキシンは、フグ毒の主成分で、手足のしびれや呼吸麻痺（ひ）を起こす。

（4）カンピロバクターは、カビの産生する毒素で、腹痛や下痢を起こす。

（5）ボツリヌス菌は、缶詰や真空パックなど酸素のない密封食品中でも増殖するが、熱には弱く、60℃、10分間程度の加熱で殺菌することができる。

問20 身長 175cm、体重 80kg、腹囲 88cm の人の BMI に最も近い値は、次のうちどれか。

（1）21
（2）26
（3）29
（4）37
（5）40

●労働生理

問21 血液に関する次の記述のうち、誤っているものはどれか。

（1）血液は、血漿成分と有形成分から成り、血漿成分は血液容積の約55％を占める。
（2）血漿中の蛋白質のうち、アルブミンは血液の浸透圧の維持に関与している。
（3）白血球のうち、好中球には、体内に侵入してきた細菌や異物を貪食する働きがある。
（4）血小板のうち、リンパ球には、Bリンパ球、Tリンパ球などがあり、これらは免疫反応に関与している。
（5）血液の凝固は、血漿中のフィブリノーゲンがフィブリンに変化し、赤血球などが絡みついて固まる現象である。

問22 心臓及び血液循環に関する次の記述のうち、誤っているものはどれか。

（1）心拍数は、左心房に存在する洞結節からの電気刺激によってコントロールされている。

（2）心臓の拍動による動脈圧の変動を末梢（しょう）の動脈で触知したものを脈拍といい、一般に、手首の橈（とう）骨動脈で触知する。

（3）心臓自体は、大動脈の起始部から出る冠動脈によって酸素や栄養分の供給を受けている。

（4）肺循環により左心房に戻ってきた血液は、左心室を経て大動脈に入る。

（5）大動脈を流れる血液は動脈血であるが、肺動脈を流れる血液は静脈血である。

問23 呼吸に関する次の記述のうち、誤っているものはどれか。

（1）呼吸運動は、横隔膜、肋（ろっ）間筋などの呼吸筋が収縮と弛（し）緩をすることにより行われる。

（2）胸郭内容積が増し、その内圧が低くなるにつれ、鼻腔（くう）、気管などの気道を経て肺内へ流れ込む空気が吸気である。

（3）肺胞内の空気と肺胞を取り巻く毛細血管中の血液との間で行われるガス交換は、外呼吸である。

（4）血液中の二酸化炭素濃度が増加すると、呼吸中枢が刺激され、呼吸が速く深くなる。

（5）呼吸のリズムをコントロールしているのは、間脳の視床下部である。

問24 摂取した食物中の炭水化物（糖質）、脂質及び蛋（たん）白質を分解する消化酵素の組合せとして、正しいものは次のうちどれか。

	炭水化物（糖質）	脂質	蛋（たん）白質
（1）	マルターゼ	リパーゼ	トリプシン
（2）	トリプシン	アミラーゼ	ペプシン
（3）	ペプシン	マルターゼ	トリプシン
（4）	ペプシン	リパーゼ	マルターゼ
（5）	アミラーゼ	トリプシン	リパーゼ

問25 肝臓の機能として、誤っているものは次のうちどれか。

（1）コレステロールを合成する。
（2）尿素を合成する。
（3）ヘモグロビンを合成する。
（4）胆汁を生成する。
（5）グリコーゲンを合成し、及び分解する。

問26 代謝に関する次の記述のうち、正しいものはどれか。

（1）代謝において、細胞に取り入れられた体脂肪、グリコーゲンなどが分解されてエネルギーを発生し、ATPが合成されることを同化という。
（2）代謝において、体内に摂取された栄養素が、種々の化学反応によって、細胞を構成する蛋（たん）白質などの生体に必要な物質に合成されることを異化という。
（3）基礎代謝量は、安静時における心臓の拍動、呼吸、体温保持などに必要な代謝量で、睡眠中の測定値で表される。
（4）エネルギー代謝率は、一定時間中に体内で消費された酸素と排出された二酸化炭素の容積比である。
（5）エネルギー代謝率は、動的筋作業の強度を表すことができるが、精神的作業や静的筋作業には適用できない。

問27 筋肉に関する次の記述のうち、正しいものはどれか。

（1）横紋筋は、骨に付着して身体の運動の原動力となる筋肉で意志によって動かすことができるが、平滑筋は、心筋などの内臓に存在する筋肉で意志によって動かすことができない。
（2）筋肉は神経からの刺激によって収縮するが、神経より疲労しにくい。
（3）荷物を持ち上げたり、屈伸運動を行うときは、筋肉が長さを変えずに外力に抵抗して筋力を発生させる等尺性収縮が生じている。
（4）強い力を必要とする運動を続けていると、筋肉を構成する個々の筋線維の太さは変わらないが、その数が増えることによって筋肉が太くなり筋力が増強する。
（5）刺激に対して意識とは無関係に起こる定型的な反応を反射といい、四肢の皮膚に熱いものが触れたときなどに、その肢を体幹に近づけるような反射は屈曲反射と呼ばれる。

問28 耳とその機能に関する次の記述のうち、誤っているものはどれか。

（1）騒音性難聴は、音を神経に伝達する内耳の聴覚器官の有毛細胞の変性によって起こる。
（2）耳介で集められた音は、鼓膜を振動させ、その振動は耳小骨によって増幅され、内耳に伝えられる。
（3）内耳は、前庭、半規管及び蝸（か）牛（うずまき管）の三つの部位からなり、前庭と半規管が平衡感覚、蝸（か）牛が聴覚をそれぞれ分担している。
（4）前庭は、体の回転の方向や速度を感じ、半規管は、体の傾きの方向や大きさを感じる。
（5）鼓室は、耳管によって咽頭に通じており、その内圧は外気圧と等しく保たれている。

問29 ストレスに関する次の記述のうち、誤っているものはどれか。

（1）外部からの刺激であるストレッサーは、その形態や程度にかかわらず、自律神経系と内分泌系を介して、心身の活動を抑圧する。
（2）ストレスに伴う心身の反応には、ノルアドレナリン、アドレナリンなどのカテコールアミンや副腎皮質ホルモンが深く関与している。
（3）昇進、転勤、配置替えなどがストレスの原因となることがある。
（4）職場環境における騒音、気温、湿度、悪臭などがストレスの原因となることがある。
（5）ストレスにより、高血圧症、狭心症、十二指腸潰瘍などの疾患が生じることがある。

問30 ヒトのホルモン、その内分泌器官及びそのはたらきの組合せとして、誤っているものは次のうちどれか。

	ホルモン	内分泌器官	はたらき
（1）	ガストリン	胃	胃酸分泌刺激
（2）	アルドステロン	副腎皮質	体液中の塩類バランスの調節
（3）	パラソルモン	副甲状腺	血中のカルシウム量の調節
（4）	コルチゾール	膵(すい)臓	血糖量の増加
（5）	副腎皮質刺激ホルモン	下垂体	副腎皮質の活性化

第2種衛生管理者
令和5年4月公表試験問題

〔注意事項〕

1　解答方法

(1)　解答は、別の解答用紙に記入（マーク）してください。

(2)　使用できる鉛筆（シャープペンシル可）は、「HB」又は「B」です。
ボールペン、サインペンなどは使用できません。

(3)　解答用紙は、機械で採点しますので、折ったり、曲げたり、汚したりしないでください。

(4)　解答を訂正するときは、消しゴムできれいに消してから書き直してください。

(5)　問題は、五肢択一式で、正答は一問につき一つだけです。二つ以上に記入（マーク）したもの、判読が困難なものは、得点としません。

(6)　計算、メモなどは、解答用紙に書かずに試験問題の余白を利用してください。

2　受験票には、何も記入しないでください。

3　試験時間は3時間で、試験問題は問1～問30です。
「労働生理」の免除者の試験時間は2時間15分で、試験問題は問1～問20です。

4　試験開始後、1時間以内は退室できません。
試験時間終了前に退室するときは、着席のまま無言で手を上げてください。
試験監督員が席まで伺います。
なお、退室した後は、再び試験室に入ることはできません。

5　試験問題は、持ち帰ることはできません。受験票は、お持ち帰りください。

●関係法令

問 1 衛生管理者又は衛生推進者の選任について、法令に違反しているものは次のうちどれか。

ただし、衛生管理者の選任の特例はないものとする。

（1）常時 200 人の労働者を使用する医療業の事業場において、衛生工学衛生管理者免許を受けた者のうちから衛生管理者を 1 人選任している。

（2）常時 200 人の労働者を使用する旅館業の事業場において、第二種衛生管理者免許を有する者のうちから衛生管理者を 1 人選任している。

（3）常時 60 人の労働者を使用する電気業の事業場において、第二種衛生管理者免許を有する者のうちから衛生管理者を 1 人選任している。

（4）常時 600 人の労働者を使用する各種商品小売業の事業場において、3 人の衛生管理者のうち 2 人を事業場に専属で第一種衛生管理者免許を有する者のうちから選任し、他の 1 人を事業場に専属でない労働衛生コンサルタントから選任している。

（5）常時 1,200 人の労働者を使用する各種商品卸売業の事業場において、第二種衛生管理者免許を有する者のうちから、衛生管理者を 4 人選任し、そのうち 1 人を専任の衛生管理者としているが、他の 3 人には他の業務を兼務させている。

問 2 常時使用する労働者数が 100 人で、次の業種に属する事業場のうち、法令上、総括安全衛生管理者の選任が義務付けられていないものの業種はどれか。

（1）林業

（2）清掃業

（3）燃料小売業

（4）建設業

（5）運送業

問 3 衛生委員会に関する次の記述のうち、法令上、正しいものはどれか。

（1）衛生委員会の議長は、衛生管理者である委員のうちから、事業者が指名しなければならない。

（2）産業医のうち衛生委員会の委員として指名することができるのは、当該事業場に専属の産業医に限られる。

（3）衛生管理者として選任しているが事業場に専属でない労働衛生コンサルタントを、衛生委員会の委員として指名することはできない。

（4）当該事業場の労働者で、作業環境測定を実施している作業環境測定士を衛生委員会の委員として指名することができる。

（5）衛生委員会は、毎月１回以上開催するようにし、議事で重要なものに係る記録を作成して、これを５年間保存しなければならない。

問 4 労働安全衛生規則に基づく医師による健康診断に関する次の記述のうち、誤っているものはどれか。

（1）深夜業を含む業務に常時従事する労働者に対し、６か月以内ごとに１回、定期に、健康診断を行わなければならないが、胸部エックス線検査については、１年以内ごとに１回、定期に、行うことができる。

（2）雇入時の健康診断の項目のうち、聴力の検査は、1,000Hz 及び 4,000Hz の音について行わなければならない。

（3）雇入時の健康診断において、医師による健康診断を受けた後３か月を経過しない者が、その健康診断結果を証明する書面を提出したときは、その健康診断の項目に相当する項目を省略することができる。

（4）定期健康診断を受けた労働者に対し、健康診断を実施した日から３か月以内に、当該健康診断の結果を通知しなければならない。

（5）定期健康診断の結果に基づき健康診断個人票を作成して、これを５年間保存しなければならない。

問 5 労働時間の状況等が一定の要件に該当する労働者に対して、法令により実施することが義務付けられている医師による面接指導に関する次の記述のうち、正しいものはどれか。

ただし、新たな技術、商品又は役務の研究開発に係る業務に従事する者及び高度プロフェッショナル制度の対象者はいないものとする。

（1）面接指導の対象となる労働者の要件は、原則として、休憩時間を除き１週間当たり 40 時間を超えて労働させた場合におけるその超えた時間が１か月当たり 80 時間を超え、かつ、疲労の蓄積が認められる者であることとする。

（2）事業者は、面接指導を実施するため、タイムカードによる記録等の客観的な方法その他の適切な方法により、監督又は管理の地位にある者を除き、労働者の労働時間の状況を把握しなければならない。

（3）面接指導を行う医師として事業者が指定することのできる医師は、当該事業場の産業医に限られる。

（4）事業者は、面接指導の対象となる労働者の要件に該当する労働者から面接指導を受ける旨の申出があったときは、申出の日から３か月以内に、面接指導を行わなければならない。

（5）事業者は、面接指導の結果に基づき、当該面接指導の結果の記録を作成して、これを３年間保存しなければならない。

問 6 事務室の設備の定期的な点検等に関する次の記述のうち、法令上、正しいものはどれか。

（1）機械による換気のための設備については、3か月以内ごとに1回、定期に、異常の有無を点検しなければならない。

（2）燃焼器具を使用するときは、発熱量が著しく少ないものを除き、1か月以内ごとに1回、定期に、異常の有無を点検しなければならない。

（3）空気調和設備内に設けられた排水受けについては、原則として、2か月以内ごとに1回、定期に、その汚れ及び閉塞の状況を点検しなければならない。

（4）空気調和設備の加湿装置については、原則として、2か月以内ごとに1回、定期に、その汚れの状況を点検しなければならない。

（5）空気調和設備の冷却塔及び冷却水については、原則として、1か月以内ごとに1回、定期に、その汚れの状況を点検し、必要に応じ、その清掃及び換水等を行わなければならない。

問 7 労働安全衛生法に基づく心理的な負担の程度を把握するための検査について、医師及び保健師以外の検査の実施者として、次のAからDの者のうち正しいものの組合せは（1）～（5）のうちどれか。

ただし、実施者は、法定の研修を修了した者とする。

A　公認心理師

B　歯科医師

C　衛生管理者

D　産業カウンセラー

（1）A、B

（2）A、D

（3）B、C

（4）B、D

（5）C、D

令和5年4月

問 8 事業場の建築物、施設等に関する措置について、労働安全衛生規則の衛生基準に違反していないものは次のうちどれか。

（1）常時男性5人及び女性35人の労働者を使用している事業場で、男女共用の休憩室のほかに、女性用の臥床することのできる休養室を設けているが、男性用の休養室や休養所は設けていない。

（2）60人の労働者を常時就業させている屋内作業場の気積を、設備の占める容積及び床面から3mを超える高さにある空間を除き600m^3としている。

（3）労働衛生上の有害業務を有しない事業場において、窓その他の開口部の直接外気に向かって開放することができる部分の面積が、常時床面積の25分の1である屋内作業場に、換気設備を設けていない。

（4）事業場に附属する食堂の床面積を、食事の際の1人について、0.8m^2としている。

（5）日常行う清掃のほか、1年以内ごとに1回、定期に、統一的に大掃除を行っている。

問 9 労働基準法における労働時間等に関する次の記述のうち、正しいものはどれか。

（1）1日8時間を超えて労働させることができるのは、時間外労働の協定を締結し、これを所轄労働基準監督署長に届け出た場合に限られている。

（2）労働時間が8時間を超える場合においては、少なくとも45分の休憩時間を労働時間の途中に与えなければならない。

（3）機密の事務を取り扱う労働者に対する労働時間に関する規定の適用の除外については、所轄労働基準監督署長の許可を受けなければならない。

（4）フレックスタイム制の清算期間は、3か月以内の期間に限られる。

（5）満20歳未満の者については、時間外・休日労働をさせることはできない。

問10 週所定労働時間が25時間、週所定労働日数が4日である労働者であって、雇入れの日から起算して4年6か月継続勤務したものに対して、その後1年間に新たに与えなければならない年次有給休暇日数として、法令上、正しいものは次のうちどれか。

ただし、その労働者はその直前の1年間に全労働日の8割以上出勤したものとする。

（1） 9日
（2） 10日
（3） 11日
（4） 12日
（5） 13日

●労働衛生

問11 室内に11人の人が入っている事務室において、二酸化炭素濃度を1,000ppm以下に保つために最小限必要な換気量（m^3/h）に最も近いものは次のうちどれか。

ただし、外気の二酸化炭素濃度を400ppm、室内にいる人の1人当たりの呼出二酸化炭素量を$0.02m^3/h$とする。

（1） $19m^3/h$
（2） $37m^3/h$
（3） $190m^3/h$
（4） $370m^3/h$
（5） $740m^3/h$

問12 温熱条件に関する次の記述のうち、誤っているものはどれか。

（1）温度感覚を左右する環境条件は、気温、湿度及びふく射（放射）熱の三つの要素で決まる。
（2）熱中症はⅠ度からⅢ度までに分類され、このうちⅢ度が最も重症である。
（3）WBGTは、暑熱環境による熱ストレスの評価に用いられる指標で、日射がない場合は、自然湿球温度と黒球温度の測定値から算出される。
（4）WBGT基準値は、暑熱順化者に用いる値の方が、暑熱非順化者に用いる値より大きな値となる。
（5）相対湿度とは、空気中の水蒸気圧とその温度における飽和水蒸気圧との比を百分率で示したものである。

問13 労働衛生対策を進めるに当たっては、作業環境管理、作業管理及び健康管理が必要であるが、次のＡからＥの対策例について、作業管理に該当するものの組合せは（１）～（５）のうちどれか。

Ａ　座位での情報機器作業における作業姿勢は、椅子に深く腰をかけて背もたれに背を十分あて、履き物の足裏全体が床に接した姿勢を基本とする。

Ｂ　情報機器作業において、書類上及びキーボード上における照度を 400 ルクス程度とする。

Ｃ　高温多湿作業場所において労働者を作業に従事させる場合には、計画的に、暑熱順化期間を設ける。

Ｄ　空気調和設備を設け、事務室内の気温を調節する。

Ｅ　介護作業等腰部に著しい負担のかかる作業に従事する労働者に対し、腰痛予防体操を実施させる。

（１）Ａ、Ｂ
（２）Ａ、Ｃ
（３）Ｂ、Ｅ
（４）Ｃ、Ｄ
（５）Ｄ、Ｅ

問14 厚生労働省の「労働者の心の健康の保持増進のための指針」に基づくメンタルヘルス対策に関する次のAからDの記述について、誤っているものの組合せは（1）～（5）のうちどれか。

A　メンタルヘルスケアを中長期的視点に立って継続的かつ計画的に行うため策定する「心の健康づくり計画」は、各事業場における労働安全衛生に関する計画の中に位置付けることが望ましい。

B「心の健康づくり計画」の策定に当たっては、プライバシー保護の観点から、衛生委員会や安全衛生委員会での調査審議は避ける。

C「セルフケア」、「家族によるケア」、「ラインによるケア」及び「事業場外資源によるケア」の四つのケアを効果的に推進する。

D「セルフケア」とは、労働者自身がストレスや心の健康について理解し、自らのストレスを予防、軽減する、又はこれに対処することである。

（1）A、B
（2）A、C
（3）A、D
（4）B、C
（5）C、D

問15 厚生労働省の「職場における受動喫煙防止のためのガイドライン」において、「喫煙専用室」を設置する場合に満たすべき事項として定められていないものは、次のうちどれか。

（1）喫煙専用室の出入口において、室外から室内に流入する空気の気流が、0.2m/s以上であること。

（2）喫煙専用室の出入口における室外から室内に流入する空気の気流について、6か月以内ごとに1回、定期に測定すること。

（3）喫煙専用室のたばこの煙が室内から室外に流出しないよう、喫煙専用室は、壁、天井等によって区画されていること。

（4）喫煙専用室のたばこの煙が屋外又は外部の場所に排気されていること。

（5）喫煙専用室の出入口の見やすい箇所に必要事項を記載した標識を掲示すること。

問16 労働衛生管理に用いられる統計に関する次の記述のうち、誤っているものはどれか。

（1）生体から得られたある指標が正規分布である場合、そのばらつきの程度は、平均値及び中央値によって表される。

（2）集団を比較する場合、調査の対象とした項目のデータの平均値が等しくても分散が異なっていれば、異なった特徴をもつ集団であると評価される。

（3）健康管理統計において、ある時点での集団に関するデータを静態データといい、「有所見率」は静態データの一つである。

（4）ある事象と健康事象との間に、統計上、一方が多いと他方も多いというような相関関係が認められたとしても、それらの間に因果関係があるとは限らない。

（5）健康診断において、対象人数、受診者数などのデータを計数データといい、身長、体重などのデータを計量データという。

問17 脳血管障害及び虚血性心疾患に関する次の記述のうち、誤っているものはどれか。

（1）出血性の脳血管障害は、脳表面のくも膜下腔（くう）に出血するくも膜下出血、脳実質内に出血する脳出血などに分類される。

（2）虚血性の脳血管障害である脳梗塞は、脳血管自体の動脈硬化性病変による脳塞栓症と、心臓や動脈壁の血栓が剥がれて脳血管を閉塞する脳血栓症に分類される。

（3）高血圧性脳症は、急激な血圧上昇が誘因となって、脳が腫脹（ちょう）する病気で、頭痛、悪心、嘔（おう）吐、意識障害、視力障害、けいれんなどの症状がみられる。

（4）虚血性心疾患は、心筋の一部分に可逆的な虚血が起こる狭心症と、不可逆的な心筋壊（え）死が起こる心筋梗塞とに大別される。

（5）運動負荷心電図検査は、虚血性心疾患の発見に有用である。

問18 食中毒に関する次の記述のうち、誤っているものはどれか。

（1）黄色ブドウ球菌による食中毒は、食品に付着した菌が食品中で増殖した際に生じる毒素により発症する。

（2）サルモネラ菌による食中毒は、鶏卵が原因となることがある。

（3）腸炎ビブリオ菌は、熱に強い。

（4）ボツリヌス菌は、缶詰、真空パック食品など酸素のない食品中で増殖して毒性の強い神経毒を産生し、筋肉の麻痺（ひ）症状を起こす。

（5）ノロウイルスの失活化には、煮沸消毒又は塩素系の消毒剤が効果的である。

問19 感染症に関する次の記述のうち、誤っているものはどれか。

（1）人間の抵抗力が低下した場合は、通常、多くの人には影響を及ぼさない病原体が病気を発症させることがあり、これを日和見感染という。
（2）感染が成立しているが、症状が現れない状態が継続することを不顕性感染という。
（3）感染が成立し、症状が現れるまでの人をキャリアといい、感染したことに気付かずに病原体をばらまく感染源になることがある。
（4）感染源の人が咳（せき）やくしゃみをして、唾液などに混じった病原体が飛散することにより感染することを空気感染といい、インフルエンザや普通感冒の代表的な感染経路である。
（5）インフルエンザウイルスにはＡ型、Ｂ型及びＣ型の三つの型があるが、流行の原因となるのは、主として、Ａ型及びＢ型である。

問20 厚生労働省の「事業場における労働者の健康保持増進のための指針」に基づく健康保持増進対策に関する次の記述のうち、適切でないものはどれか。

（1）健康保持増進対策の推進に当たっては、事業者が労働者等の意見を聴きつつ事業場の実態に即した取組を行うため、労使、産業医、衛生管理者等で構成される衛生委員会等を活用する。
（2）健康測定の結果に基づき行う健康指導には、運動指導、メンタルヘルスケア、栄養指導、口腔（くう）保健指導、保健指導が含まれる。
（3）健康保持増進措置は、主に生活習慣上の課題を有する労働者の健康状態の改善を目指すために個々の労働者に対して実施するものと、事業場全体の健康状態の改善や健康増進に係る取組の活性化等、生活習慣上の課題の有無に関わらず労働者を集団として捉えて実施するものがある。
（4）健康保持増進に関する課題の把握や目標の設定等においては、労働者の健康状態等を客観的に把握できる数値を活用することが望ましい。
（5）健康測定とは、健康指導を行うために実施される調査、測定等のことをいい、疾病の早期発見に重点をおいた健康診断の各項目の結果を健康測定に活用することはできない。

●労働生理

問21　呼吸に関する次の記述のうち、正しいものはどれか。

（1）呼吸は、胸膜が運動することで胸腔（くう）内の圧力を変化させ、肺を受動的に伸縮させることにより行われる。
（2）肺胞内の空気と肺胞を取り巻く毛細血管中の血液との間で行われるガス交換は、内呼吸である。
（3）成人の呼吸数は、通常、１分間に16～20回であるが、食事、入浴、発熱などによって増加する。
（4）チェーンストークス呼吸とは、肺機能の低下により呼吸数が増加した状態をいい、喫煙が原因となることが多い。
（5）身体活動時には、血液中の窒素分圧の上昇により呼吸中枢が刺激され、１回換気量及び呼吸数が増加する。

問22　心臓及び血液循環に関する次の記述のうち、誤っているものはどれか。

（1）心臓は、自律神経の中枢で発生した刺激が刺激伝導系を介して心筋に伝わることにより、規則正しく収縮と拡張を繰り返す。
（2）肺循環により左心房に戻ってきた血液は、左心室を経て大動脈に入る。
（3）大動脈を流れる血液は動脈血であるが、肺動脈を流れる血液は静脈血である。
（4）心臓の拍動による動脈圧の変動を末梢（しょう）の動脈で触知したものを脈拍といい、一般に、手首の橈（とう）骨動脈で触知する。
（5）心臓自体は、大動脈の起始部から出る冠動脈によって酸素や栄養分の供給を受けている。

問23 下の図は、脳などの正中縦断面であるが、図中に　　　　で示すAからEの部位に関する次の記述のうち、誤っているものはどれか。

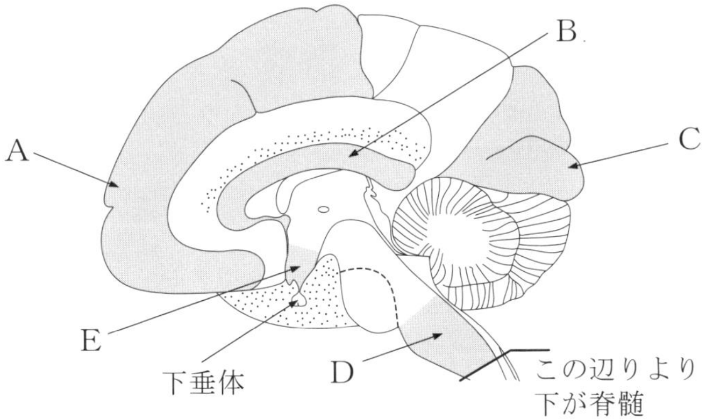

（1）Aは、大脳皮質の前頭葉で、運動機能中枢、運動性言語中枢及び精神機能中枢がある。

（2）Bは、小脳で、体の平衡を保つ中枢がある。

（3）Cは、大脳皮質の後頭葉で、視覚中枢がある。

（4）Dは、延髄で、呼吸運動、循環器官・消化器官の働きなど、生命維持に重要な機能の中枢がある。

（5）Eは、間脳の視床下部で、自律神経系の中枢がある。

問24 摂取した食物中の炭水化物（糖質）、脂質及び蛋(たん)白質を分解する消化酵素の組合せとして、正しいものは次のうちどれか。

	炭水化物（糖質）	脂質	蛋(たん)白質
（1）	マルターゼ	リパーゼ	トリプシン
（2）	トリプシン	アミラーゼ	ペプシン
（3）	ペプシン	マルターゼ	トリプシン
（4）	ペプシン	リパーゼ	マルターゼ
（5）	アミラーゼ	トリプシン	リパーゼ

問25 腎臓・泌尿器系に関する次の記述のうち、誤っているものはどれか。

（1）糸球体では、血液中の蛋白質以外の血漿成分がボウマン嚢に濾し出され、原尿が生成される。

（2）尿細管では、原尿に含まれる大部分の水分、電解質、栄養分などが血液中に再吸収される。

（3）尿の生成・排出により、体内の水分の量やナトリウムなどの電解質の濃度を調節するとともに、生命活動によって生じた不要な物質を排出する。

（4）尿の約95％は水分で、約５％が固形物であるが、その成分は全身の健康状態をよく反映するので、尿検査は健康診断などで広く行われている。

（5）血液中の尿素窒素（BUN）の値が低くなる場合は、腎臓の機能の低下が考えられる。

問26 血液に関する次の記述のうち、誤っているものはどれか。

（1）血液は、血漿と有形成分から成り、有形成分は赤血球、白血球及び血小板から成る。

（2）血漿中の蛋白質のうち、グロブリンは血液浸透圧の維持に関与し、アルブミンは免疫物質の抗体を含む。

（3）血液中に占める血球（主に赤血球）の容積の割合をヘマトクリットといい、男性で約45％、女性で約40％である。

（4）血液の凝固は、血漿中のフィブリノーゲンがフィブリンに変化し、赤血球などが絡みついて固まる現象である。

（5）ABO式血液型は、赤血球の血液型分類の一つで、A型の血清は抗B抗体を持つ。

問27 感覚又は感覚器に関する次の記述のうち、誤っているものはどれか。

（1）眼軸が短過ぎるために、平行光線が網膜の後方で像を結ぶものを遠視という。

（2）嗅覚と味覚は化学感覚ともいわれ、物質の化学的性質を認知する感覚である。

（3）温度感覚は、皮膚のほか口腔（くう）などの粘膜にも存在し、一般に温覚の方が冷覚よりも鋭敏である。

（4）深部感覚は、筋肉や腱にある受容器から得られる身体各部の位置、運動などを認識する感覚である。

（5）中耳にある鼓室は、耳管によって咽頭に通じており、その内圧は外気圧と等しく保たれている。

問28 免疫に関する次の記述のうち、誤っているものはどれか。

（1）抗原とは、免疫に関係する細胞によって異物として認識される物質のことである。

（2）抗原となる物質には、蛋（たん）白質、糖質などがある。

（3）抗原に対する免疫が、逆に、人体の組織や細胞に傷害を与えてしまうことをアレルギーといい、主なアレルギー性疾患としては、気管支ぜんそく、アトピー性皮膚炎などがある。

（4）免疫の機能が失われたり低下したりすることを免疫不全といい、免疫不全になると、感染症にかかりやすくなったり、がんに罹（り）患しやすくなったりする。

（5）免疫には、リンパ球が産生する抗体によって病原体を攻撃する細胞性免疫と、リンパ球などが直接に病原体などを取り込んで排除する体液性免疫の二つがある。

問29　筋肉に関する次の記述のうち、正しいものはどれか。

（1）横紋筋は、骨に付着して身体の運動の原動力となる筋肉で意志によって動かすことができるが、平滑筋は、心筋などの内臓に存在する筋肉で意志によって動かすことができない。
（2）筋肉は神経からの刺激によって収縮するが、神経より疲労しにくい。
（3）荷物を持ち上げたり、屈伸運動を行うときは、筋肉が長さを変えずに外力に抵抗して筋力を発生させる等尺性収縮が生じている。
（4）強い力を必要とする運動を続けていると、筋肉を構成する個々の筋線維の太さは変わらないが、その数が増えることによって筋肉が太くなり筋力が増強する。
（5）筋肉自体が収縮して出す最大筋力は、筋肉の断面積1 cm^2 当たりの平均値をとると、性差、年齢差がほとんどない。

問30　睡眠に関する次の記述のうち、誤っているものはどれか。

（1）入眠の直後にはノンレム睡眠が生じ、これが不十分な時には、日中に眠気を催しやすい。
（2）副交感神経系は、身体の機能を回復に向けて働く神経系で、休息や睡眠状態で活動が高まり、心拍数を減少し、消化管の運動を亢（こう）進する。
（3）睡眠と覚醒のリズムは、体内時計により約1日の周期に調節されており、体内時計の周期を外界の24時間周期に適切に同調させることができないために生じる睡眠の障害を、概日リズム睡眠障害という。
（4）睡眠と食事は深く関係しているため、就寝直前の過食は、肥満のほか不眠を招くことになる。
（5）脳下垂体から分泌されるセクレチンは、夜間に分泌が上昇するホルモンで、睡眠と覚醒のリズムの調節に関与している。

第2種衛生管理者

令和4年10月公表試験問題

〔注意事項〕

1　解答方法

(1)　解答は、別の解答用紙に記入（マーク）してください。

(2)　使用できる鉛筆（シャープペンシル可）は、「HB」又は「B」です。
ボールペン、サインペンなどは使用できません。

(3)　解答用紙は、機械で採点しますので、折ったり、曲げたり、汚したりしないでください。

(4)　解答を訂正するときは、消しゴムできれいに消してから書き直してください。

(5)　問題は、五肢択一式で、正答は一問につき一つだけです。二つ以上に記入（マーク）したもの、判読が困難なものは、得点としません。

(6)　計算、メモなどは、解答用紙に書かずに試験問題の余白を利用してください。

2　受験票には、何も記入しないでください。

3　試験時間は3時間で、試験問題は問1～問30です。
「労働生理」の免除者の試験時間は2時間15分で、試験問題は問1～問20です。

4　試験開始後、1時間以内は退室できません。
試験時間終了前に退室するときは、着席のまま無言で手を上げてください。
試験監督員が席まで伺います。
なお、退室した後は、再び試験室に入ることはできません。

5　試験問題は、持ち帰ることはできません。受験票は、お持ち帰りください。

●関係法令

問 1 事業場の衛生管理体制に関する次の記述のうち、法令上、誤っているものはどれか。

ただし、衛生管理者の選任の特例はないものとする。

（1）常時 200 人以上の労働者を使用する各種商品小売業の事業場では、総括安全衛生管理者を選任しなければならない。

（2）常時 1,000 人を超え 2,000 人以下の労働者を使用する事業場では、4 人以上の衛生管理者を選任しなければならない。

（3）常時 50 人以上の労働者を使用する燃料小売業の事業場では、第二種衛生管理者免許を受けた者のうちから衛生管理者を選任することができる。

（4）２人以上の衛生管理者を選任する場合、そのうち１人についてはその事業場に専属でない労働衛生コンサルタントのうちから選任することができる。

（5）衛生管理者を選任したときは、遅滞なく、法定の様式による報告書を、所轄労働基準監督署長に提出しなければならない。

問 2 総括安全衛生管理者に関する次の記述のうち、法令上、誤っているものはどれか。

（1）総括安全衛生管理者は、事業場においてその事業の実施を統括管理する者又はこれに準ずる者を充てなければならない。

（2）都道府県労働局長は、労働災害を防止するため必要があると認めるときは、総括安全衛生管理者の業務の執行について事業者に勧告することができる。

（3）総括安全衛生管理者は、選任すべき事由が発生した日から14日以内に選任しなければならない。

（4）総括安全衛生管理者を選任したときは、遅滞なく、選任報告書を、所轄労働基準監督署長に提出しなければならない。

（5）危険性又は有害性等の調査及びその結果に基づき講ずる措置に関することは、総括安全衛生管理者が統括管理する業務のうちの一つである。

問 3 産業医に関する次の記述のうち、法令上、誤っているものはどれか。ただし、産業医の選任の特例はないものとする。

（1）常時使用する労働者数が50人以上の事業場において、厚生労働大臣の指定する者が行う産業医研修の修了者等の所定の要件を備えた医師であっても、当該事業場においてその事業の実施を統括管理する者は、産業医として選任することはできない。

（2）産業医が、事業者から、毎月1回以上、所定の情報の提供を受けている場合であって、事業者の同意を得ているときは、産業医の作業場等の巡視の頻度を、毎月1回以上から2か月に1回以上にすることができる。

（3）事業者は、産業医が辞任したとき又は産業医を解任したときは、遅滞なく、その旨及びその理由を衛生委員会又は安全衛生委員会に報告しなければならない。

（4）事業者は、専属の産業医が旅行、疾病、事故その他やむを得ない事由によって職務を行うことができないときは、代理者を選任しなければならない。

（5）事業者が産業医に付与すべき権限には、労働者の健康管理等を実施するために必要な情報を労働者から収集することが含まれる。

問 4 労働安全衛生規則に基づく次の定期健康診断項目のうち、厚生労働大臣が定める基準に基づき、医師が必要でないと認めるときは、省略することができる項目に該当しないものはどれか。

（1）自覚症状の有無の検査
（2）腹囲の検査
（3）胸部エックス線検査
（4）心電図検査
（5）血中脂質検査

問 5 労働時間の状況等が一定の要件に該当する労働者に対して、法令により実施することが義務付けられている医師による面接指導に関する次の記述のうち、正しいものはどれか。

ただし、新たな技術、商品又は役務の研究開発に係る業務に従事する者及び高度プロフェッショナル制度の対象者はいないものとする。

（1）面接指導の対象となる労働者の要件は、原則として、休憩時間を除き１週間当たり40時間を超えて労働させた場合におけるその超えた時間が１か月当たり100時間を超え、かつ、疲労の蓄積が認められる者であることとする。
（2）事業者は、面接指導を実施するため、タイムカードによる記録等の客観的な方法その他の適切な方法により、労働者の労働時間の状況を把握しなければならない。
（3）面接指導の結果は、健康診断個人票に記載しなければならない。
（4）事業者は、面接指導の結果に基づき、労働者の健康を保持するために必要な措置について、原則として、面接指導が行われた日から３か月以内に、医師の意見を聴かなければならない。
（5）事業者は、面接指導の結果に基づき、当該面接指導の結果の記録を作成して、これを３年間保存しなければならない。

問 6 労働安全衛生法に基づく心理的な負担の程度を把握するための検査について、医師及び保健師以外の検査の実施者として、次のAからDの者のうち正しいものの組合せは（1）～（5）のうちどれか。

ただし、実施者は、法定の研修を修了した者とする。

A　歯科医師

B　労働衛生コンサルタント

C　衛生管理者

D　公認心理師

（1）A、B

（2）A、D

（3）B、C

（4）B、D

（5）C、D

問 7 事務室の空気環境の測定、設備の点検等に関する次の記述のうち、法令上、誤っているものはどれか。

（1）中央管理方式の空気調和設備を設けた建築物内の事務室については、空気中の一酸化炭素及び二酸化炭素の含有率を、6か月以内ごとに1回、定期に、測定しなければならない。

（2）事務室の建築、大規模の修繕又は大規模の模様替を行ったときは、その事務室における空気中のホルムアルデヒドの濃度を、その事務室の使用を開始した日以後所定の時期に1回、測定しなければならない。

（3）燃焼器具を使用するときは、発熱量が著しく少ないものを除き、毎日、異常の有無を点検しなければならない。

（4）事務室において使用する機械による換気のための設備については、2か月以内ごとに1回、定期に、異常の有無を点検しなければならない。

（5）空気調和設備内に設けられた排水受けについては、原則として、1か月以内ごとに1回、定期に、その汚れ及び閉塞の状況を点検しなければならない。

問 8 ある屋内作業場の床面から４ｍをこえない部分の容積が $150m^3$ であり、かつ、このうちの設備の占める部分の容積が $55m^3$ であるとき、法令上、常時就業させることのできる最大の労働者数は次のうちどれか。

（1）４人

（2）９人

（3）10人

（4）15人

（5）19人

問 9 労働基準法に定める妊産婦等に関する次の記述のうち、法令上、誤っているものはどれか。

ただし、常時使用する労働者数が10人以上の規模の事業場の場合とし、管理監督者等とは、「監督又は管理の地位にある者等、労働時間、休憩及び休日に関する規定の適用除外者」をいうものとする。

（1）時間外・休日労働に関する協定を締結し、これを所轄労働基準監督署長に届け出ている場合であっても、妊産婦が請求した場合には、管理監督者等の場合を除き、時間外・休日労働をさせてはならない。

（2）１か月単位の変形労働時間制を採用している場合であっても、妊産婦が請求した場合には、管理監督者等の場合を除き、１週40時間、１日８時間を超えて労働させてはならない。

（3）１年単位の変形労働時間制を採用している場合であっても、妊産婦が請求した場合には、管理監督者等の場合を除き、１週40時間、１日８時間を超えて労働させてはならない。

（4）妊娠中の女性が請求した場合には、管理監督者等の場合を除き、他の軽易な業務に転換させなければならない。

（5）生理日の就業が著しく困難な女性が休暇を請求したときは、その者を生理日に就業させてはならない。

問10 週所定労働時間が25時間、週所定労働日数が４日である労働者であって、雇入れの日から起算して３年６か月継続勤務したものに対して、その後１年間に新たに与えなければならない年次有給休暇日数として、法令上、正しいものは次のうちどれか。

ただし、その労働者はその直前の１年間に全労働日の８割以上出勤したものとする。

（1） 8日
（2） 10日
（3） 12日
（4） 14日
（5） 16日

●労働衛生

問11 事務室内において、空気を外気と入れ換えて二酸化炭素濃度を1,000ppm以下に保った状態で、在室することのできる最大の人数は次のうちどれか。

ただし、外気の二酸化炭素濃度を400ppm、外気と入れ換える空気量を600m^3/h、1人当たりの呼出二酸化炭素量を0.016m^3/hとする。

（1）10人
（2）14人
（3）18人
（4）22人
（5）26人

問12 照明、採光などに関する次の記述のうち、誤っているものはどれか。

（1）1ルクス（lx）は、1カンデラ（cd）の光源から、1m離れた所において、光軸に垂直な面が受ける明るさをいう。
（2）部屋の彩色として、目の高さ以下は、まぶしさを防ぎ安定感を出すために濁色とし、目より上方の壁や天井は、明るい色を用いるとよい。
（3）全般照明と局部照明を併用する場合、全般照明による照度は、局部照明による照度の5分の1程度としている。
（4）前方から明かりを取るときは、まぶしさをなくすため、眼と光源を結ぶ線と視線とがなす角度が、40°以上になるように光源の位置を決めている。
（5）照明設備は、1年以内ごとに1回、定期に点検し、異常があれば電球の交換などを行っている。

問13 暑熱環境の程度を示すWBGTに関する次の記述のうち、誤っているものはどれか。

（1）WBGTは、気温、湿度及び気流の三つの要素から暑熱環境の程度を示す指標として用いられ、その単位は気温と同じ℃で表される。

（2）日射がある場合のWBGT値は、自然湿球温度、黒球温度及び気温（乾球温度）の値から算出される。

（3）WBGTには、基準値が定められており、WBGT値がWBGT基準値を超えている場合は、熱中症にかかるリスクが高まっていると判断される。

（4）WBGT基準値は、身体に対する負荷が大きな作業の方が、負荷が小さな作業より小さな値となる。

（5）WBGT基準値は、暑熱順化者に用いる値の方が、暑熱非順化者に用いる値より大きな値となる。

問14 厚生労働省の「職場における受動喫煙防止のためのガイドライン」において、「喫煙専用室」を設置する場合に満たすべき事項として定められていないものは、次のうちどれか。

（1）喫煙専用室の出入口において、室外から室内に流入する空気の気流が、0.2m/s以上であること。

（2）喫煙専用室のたばこの煙が室内から室外に流出しないよう、喫煙専用室は、壁、天井等によって区画されていること。

（3）喫煙専用室の出入口における室外から室内に流入する空気の気流について、6か月以内ごとに1回、定期に測定すること。

（4）喫煙専用室のたばこの煙が屋外又は外部の場所に排気されていること。

（5）喫煙専用室の出入口の見やすい箇所に必要事項を記載した標識を掲示すること。

問15 厚生労働省の「事業者が講ずべき快適な職場環境の形成のための措置に関する指針」において、快適な職場環境の形成のための措置の実施に関し、考慮すべき事項とされていないものは次のうちどれか。

（1）継続的かつ計画的な取組

（2）快適な職場環境の基準値の達成

（3）労働者の意見の反映

（4）個人差への配慮

（5）潤いへの配慮

問16 厚生労働省の「職場における腰痛予防対策指針」に基づく腰痛予防対策に関する次の記述のうち、正しいものはどれか。

（1）腰部保護ベルトは、重量物取扱い作業に従事する労働者全員に使用させるようにする。

（2）重量物取扱い作業の場合、満18歳以上の男性労働者が人力のみにより取り扱う物の重量は、体重のおおむね50%以下となるようにする。

（3）重量物取扱い作業の場合、満18歳以上の女性労働者が人力のみにより取り扱う物の重量は、男性が取り扱うことのできる重量の60%位までとする。

（4）重量物取扱い作業に常時従事する労働者に対しては、当該作業に配置する際及びその後1年以内ごとに1回、定期に、医師による腰痛の健康診断を行う。

（5）立ち作業の場合は、身体を安定に保持するため、床面は弾力性のない硬い素材とし、クッション性のない作業靴を使用する。

問17 虚血性心疾患に関する次の記述のうち、誤っているものはどれか。

（1）虚血性心疾患は、門脈による心筋への血液の供給が不足したり途絶えることにより起こる心筋障害である。

（2）虚血性心疾患発症の危険因子には、高血圧、喫煙、脂質異常症などがある。

（3）虚血性心疾患は、心筋の一部分に可逆的な虚血が起こる狭心症と、不可逆的な心筋壊（え）死が起こる心筋梗塞とに大別される。

（4）心筋梗塞では、突然激しい胸痛が起こり、「締め付けられるように痛い」、「胸が苦しい」などの症状が長時間続き、1時間以上になることもある。

（5）狭心症の痛みの場所は、心筋梗塞とほぼ同じであるが、その発作が続く時間は、通常数分程度で、長くても15分以内におさまることが多い。

令和4年10月

問18 メタボリックシンドロームの診断基準に関する次の文中の［　　］内に入れるAからCの語句の組合せとして、正しいものは（1）～（5）のうちどれか。

「日本では、内臓脂肪の蓄積があり、かつ、血中脂質（中性脂肪、HDLコレステロール）、［　A　］、［　B　］の三つのうち［　C　］が基準値から外れている場合にメタボリックシンドロームと診断される。」

	A	B	C
（1）	血圧	空腹時血糖	いずれか一つ
（2）	血圧	空腹時血糖	二つ以上
（3）	γ-GTP	空腹時血糖	二つ以上
（4）	γ-GTP	尿蛋（たん）白	いずれか一つ
（5）	γ-GTP	尿蛋（たん）白	二つ以上

問19 労働衛生管理に用いられる統計に関する次の記述のうち、誤っているものはどれか。

（１）ある事象と健康事象との間に、統計上、一方が多いと他方も多いというような相関関係が認められたとしても、それらの間に因果関係があるとは限らない。

（２）集団を比較する場合、調査の対象とした項目のデータの平均値が等しくても分散が異なっていれば、異なった特徴をもつ集団であると評価される。

（３）健康管理統計において、ある時点での検査における有所見者の割合を有所見率といい、一定期間において有所見とされた人の割合を発生率という。

（４）生体から得られたある指標が正規分布である場合、そのばらつきの程度は、平均値や最頻値によって表される。

（５）静態データとは、ある時点の集団に関するデータであり、動態データとは、ある期間の集団に関するデータである。

問20 食中毒に関する次の記述のうち、誤っているものはどれか。

（１）毒素型食中毒は、食物に付着した細菌により産生された毒素によって起こる食中毒で、ボツリヌス菌によるものがある。

（２）感染型食中毒は、食物に付着した細菌そのものの感染によって起こる食中毒で、サルモネラ菌によるものがある。

（３）O-157は、ベロ毒素を産生する大腸菌で、腹痛や出血を伴う水様性の下痢などを起こす。

（４）ノロウイルスによる食中毒は、冬季に集団食中毒として発生することが多く、潜伏期間は、１～２日間である。

（５）腸炎ビブリオ菌は、熱に強い。

●労働生理

問21 呼吸に関する次の記述のうち、正しいものはどれか。

（1）呼吸は、胸膜が運動することで胸腔（くう）内の圧力を変化させ、肺を受動的に伸縮させることにより行われる。

（2）肺胞内の空気と肺胞を取り巻く毛細血管中の血液との間で行われるガス交換は、内呼吸である。

（3）成人の呼吸数は、通常、1分間に16～20回であるが、食事、入浴、発熱などによって増加する。

（4）チェーンストークス呼吸とは、肺機能の低下により呼吸数が増加した状態をいい、喫煙が原因となることが多い。

（5）身体活動時には、血液中の窒素分圧の上昇により呼吸中枢が刺激され、1回換気量及び呼吸数が増加する。

問22 心臓及び血液循環に関する次の記述のうち、誤っているものはどれか。

（1）心臓は、自律神経の中枢で発生した刺激が刺激伝導系を介して心筋に伝わることにより、規則正しく収縮と拡張を繰り返す。

（2）肺循環により左心房に戻ってきた血液は、左心室を経て大動脈に入る。

（3）大動脈を流れる血液は動脈血であるが、肺動脈を流れる血液は静脈血である。

（4）心臓の拍動による動脈圧の変動を末梢（しょう）の動脈で触知したものを脈拍といい、一般に、手首の橈（とう）骨動脈で触知する。

（5）心筋は不随意筋であるが、骨格筋と同様に横紋筋に分類される。

問23 体温調節に関する次の記述のうち、正しいものはどれか。

（1）体温調節中枢は、脳幹の延髄にある。

（2）暑熱な環境においては、内臓の血流量が増加し体内の代謝活動が亢進することにより、人体からの熱の放散が促進される。

（3）体温調節のように、外部環境が変化しても身体内部の状態を一定に保つ生体の仕組みを同調性といい、筋肉と神経系により調整されている。

（4）計算上、体重70kgの人の体表面から10gの汗が蒸発すると、体温が約１℃下がる。

（5）発汗のほかに、皮膚及び呼気から水分を蒸発させている現象を不感蒸泄という。

問24 ヒトのホルモン、その内分泌器官及びそのはたらきの組合せとして、誤っているものは次のうちどれか。

	ホルモン	内分泌器官	はたらき
（1）	ガストリン	胃	胃酸分泌刺激
（2）	アルドステロン	副腎皮質	体液中の塩類バランスの調節
（3）	パラソルモン	副甲状腺	血中のカルシウム量の調節
（4）	コルチゾール	膵臓	血糖量の増加
（5）	副腎皮質刺激ホルモン	下垂体	副腎皮質の活性化

問25 腎臓又は尿に関する次の記述のうち、正しいものはどれか。

（1）血中の老廃物は、尿細管からボウマン嚢に濾し出される。

（2）血中の蛋白質は、糸球体からボウマン嚢に濾し出される。

（3）血中のグルコースは、糸球体からボウマン嚢に濾し出される。

（4）原尿中に濾し出された電解質の多くは、ボウマン嚢から血中に再吸収される。

（5）原尿中に濾し出された水分の大部分は、そのまま尿として排出される。

問26 耳とその機能に関する次の記述のうち、誤っているものはどれか。

（1）耳は、聴覚と平衡感覚をつかさどる器官で、外耳、中耳及び内耳の三つの部位に分けられる。

（2）耳介で集められた音は、鼓膜を振動させ、その振動は耳小骨によって増幅され、内耳に伝えられる。

（3）内耳は、前庭、半規管及び蝸(か)牛（うずまき管）の三つの部位からなり、前庭と半規管が平衡感覚、蝸(か)牛が聴覚をそれぞれ分担している。

（4）半規管は、体の傾きの方向や大きさを感じ、前庭は、体の回転の方向や速度を感じる。

（5）鼓室は、耳管によって咽頭に通じており、その内圧は外気圧と等しく保たれている。

問27 神経系に関する次の記述のうち、誤っているものはどれか。

（1）神経細胞（ニューロン）は、神経系を構成する基本的な単位で、通常、1個の細胞体、1本の軸索及び複数の樹状突起から成る。

（2）脊髄では、中心部が灰白質であり、その外側が白質である。

（3）大脳では、内側の髄質が白質であり、外側の皮質が灰白質である。

（4）体性神経には感覚器官からの情報を中枢に伝える感覚神経と、中枢からの命令を運動器官に伝える運動神経がある。

（5）交感神経系は、心拍数を増加し、消化管の運動を亢(こう)進する。

問28 血液に関する次の記述のうち、誤っているものはどれか。

（1）血液は、血漿成分と有形成分から成り、血漿成分は血液容積の約55%を占める。
（2）血漿中の蛋白質のうち、アルブミンは血液の浸透圧の維持に関与している。
（3）白血球のうち、好中球には、体内に侵入してきた細菌や異物を貪食する働きがある。
（4）血小板のうち、リンパ球には、Bリンパ球、Tリンパ球などがあり、これらは免疫反応に関与している。
（5）血液の凝固は、血漿中のフィブリノーゲンがフィブリンに変化し、赤血球などが絡みついて固まる現象である。

問29 肝臓の機能として、誤っているものは次のうちどれか。

（1）コレステロールを合成する。
（2）尿素を合成する。
（3）ビリルビンを分解する。
（4）胆汁を生成する。
（5）血液凝固物質や血液凝固阻止物質を合成する。

問30 脂肪の分解・吸収及び脂質の代謝に関する次の記述のうち、誤っているものはどれか。

（1）胆汁は、アルカリ性で、消化酵素は含まないが、食物中の脂肪を乳化させ、脂肪分解の働きを助ける。
（2）脂肪は、膵臓から分泌される消化酵素である膵アミラーゼにより脂肪酸とグリセリンに分解され、小腸の絨毛から吸収される。
（3）肝臓は、過剰な蛋白質及び糖質を中性脂肪に変換する。
（4）コレステロールやリン脂質は、神経組織の構成成分となる。
（5）脂質は、糖質や蛋白質に比べて多くのATPを産生することができるので、エネルギー源として優れている。

第2種衛生管理者

令和4年4月公表試験問題

〔注意事項〕

1　解答方法

(1)　解答は、別の解答用紙に記入（マーク）してください。

(2)　使用できる鉛筆（シャープペンシル可）は、「HB」又は「B」です。

ボールペン、サインペンなどは使用できません。

(3)　解答用紙は、機械で採点しますので、折ったり、曲げたり、汚したりしないでください。

(4)　解答を訂正するときは、消しゴムできれいに消してから書き直してください。

(5)　問題は、五肢択一式で、正答は一問につき一つだけです。二つ以上に記入（マーク）したもの、判読が困難なものは、得点としません。

(6)　計算、メモなどは、解答用紙に書かずに試験問題の余白を利用してください。

2　受験票には、何も記入しないでください。

3　試験時間は3時間で、試験問題は問1～問30です。

「労働生理」の免除者の試験時間は2時間15分で、試験問題は問1～問20です。

4　試験開始後、1時間以内は退室できません。

試験時間終了前に退室するときは、着席のまま無言で手を上げてください。

試験監督員が席まで伺います。

なお、退室した後は、再び試験室に入ることはできません。

5　試験問題は、持ち帰ることはできません。受験票は、お持ち帰りください。

●関係法令

問 1　事業場の衛生管理体制に関する次の記述のうち、法令上、誤っているものはどれか。

ただし、衛生管理者及び産業医の選任の特例はないものとする。

（1）常時 200 人以上の労働者を使用する各種商品小売業の事業場では、総括安全衛生管理者を選任しなければならない。

（2）常時 1,000 人を超え 2,000 人以下の労働者を使用する事業場では、４人以上の衛生管理者を選任しなければならない。

（3）常時 50 人以上の労働者を使用する通信業の事業場では、第二種衛生管理者免許を受けた者のうちから衛生管理者を選任することができる。

（4）２人以上の衛生管理者を選任する場合、そのうち１人についてはその事業場に専属でない労働衛生コンサルタントのうちから選任することができる。

（5）常時 700 人の労働者を使用し、そのうち深夜業を含む業務に常時 500 人以上の労働者を従事させる事業場では、その事業場に専属の産業医を選任しなければならない。

問 2 衛生委員会に関する次の記述のうち、法令上、正しいものはどれか。

（1）衛生委員会の議長は、衛生管理者である委員のうちから、事業者が指名しなければならない。
（2）衛生委員会の議長を除く委員の半数は、事業場に労働者の過半数で組織する労働組合があるときにおいてはその労働組合、労働者の過半数で組織する労働組合がないときにおいては労働者の過半数を代表する者が指名しなければならない。
（3）衛生管理者として選任しているが事業場に専属でない労働衛生コンサルタントを、衛生委員会の委員として指名することはできない。
（4）衛生委員会の付議事項には、労働者の精神的健康の保持増進を図るための対策の樹立に関することが含まれる。
（5）衛生委員会は、毎月１回以上開催するようにし、議事で重要なものに係る記録を作成して、これを５年間保存しなければならない。

問 3 総括安全衛生管理者又は産業医に関する次の記述のうち、法令上、誤っているものはどれか。

ただし、産業医の選任の特例はないものとする。

（1）総括安全衛生管理者は、事業場においてその事業の実施を統括管理する者をもって充てなければならない。
（2）都道府県労働局長は、労働災害を防止するため必要があると認めるときは、総括安全衛生管理者の業務の執行について事業者に勧告することができる。
（3）総括安全衛生管理者が旅行、疾病、事故その他やむを得ない事由によって職務を行うことができないときは、代理者を選任しなければならない。
（4）産業医は、衛生委員会を開催した都度作成する議事概要を、毎月１回以上、事業者から提供されている場合には、作業場等の巡視の頻度を、毎月１回以上から２か月に１回以上にすることができる。
（5）事業者は、産業医から労働者の健康管理等について勧告を受けたときは、当該勧告の内容及び当該勧告を踏まえて講じた措置の内容（措置を講じない場合にあっては、その旨及びその理由）を記録し、これを３年間保存しなければならない。

問 4 労働安全衛生規則に基づく医師による雇入時の健康診断に関する次の記述のうち、誤っているものはどれか。

（1）医師による健康診断を受けた後３か月を経過しない者を雇い入れる場合、その健康診断の結果を証明する書面の提出があったときは、その健康診断の項目に相当する雇入時の健康診断の項目は省略することができる。

（2）雇入時の健康診断では、40 歳未満の者について医師が必要でないと認めるときは、貧血検査、肝機能検査等一定の検査項目を省略することができる。

（3）事業場において実施した雇入時の健康診断の項目に異常の所見があると診断された労働者については、その結果に基づき、健康を保持するために必要な措置について、健康診断が行われた日から３か月以内に、医師の意見を聴かなければならない。

（4）雇入時の健康診断の結果に基づき、健康診断個人票を作成して、これを５年間保存しなければならない。

（5）常時 50 人以上の労働者を使用する事業場であっても、雇入時の健康診断の結果については、所轄労働基準監督署長に報告する必要はない。

問 5 事業場の建築物、施設等に関する措置について、労働安全衛生規則の衛生基準に違反していないものは次のうちどれか。

（1）日常行う清掃のほか、１年以内ごとに１回、定期に、統一的に大掃除を行っている。

（2）男性 25 人、女性 25 人の労働者を常時使用している事業場で、労働者が臥(が)床することのできる休養室又は休養所を男性用と女性用に区別して設けていない。

（3）60 人の労働者を常時就業させている屋内作業場の気積が、設備の占める容積及び床面から４ｍを超える高さにある空間を除き、500m^3 となっている。

（4）事業場に附属する食堂の床面積を、食事の際の１人について、0.8m^2 としている。

（5）労働衛生上の有害業務を有しない事業場において、窓その他の開口部の直接外気に向かって開放することができる部分の面積が、常時床面積の 15 分の１である屋内作業場に、換気設備を設けていない。

問 6 雇入れ時の安全衛生教育に関する次の記述のうち、法令上、正しいものはどれか。

（1）常時使用する労働者が 10 人未満である事業場では、教育を省略することができる。

（2）1か月以内の期間を定めて雇用する者については、危険又は有害な業務に従事する者を除き、教育を省略することができる。

（3）飲食店の事業場においては、教育事項のうち、「作業手順に関すること」については省略することができる。

（4）旅館業の事業場においては、教育事項のうち、「作業開始時の点検に関すること」については省略することができる。

（5）教育を行ったときは、教育の受講者、教育内容等の記録を作成して、これを1年間保存しなければならない。

問 7 労働安全衛生法に基づく労働者の心理的な負担の程度を把握するための検査（以下「ストレスチェック」という。）及びその結果等に応じて実施される医師による面接指導に関する次の記述のうち、法令上、正しいものはどれか。

（1）常時 50 人以上の労働者を使用する事業場においては、6か月以内ごとに1回、定期に、ストレスチェックを行わなければならない。

（2）事業者は、ストレスチェックの結果が、衛生管理者及びストレスチェックを受けた労働者に通知されるようにしなければならない。

（3）労働者に対して行うストレスチェックの事項は、「職場における当該労働者の心理的な負担の原因」、「当該労働者の心理的な負担による心身の自覚症状」及び「職場における他の労働者による当該労働者への支援」に関する項目である。

（4）事業者は、ストレスチェックの結果、心理的な負担の程度が高い労働者全員に対し、医師による面接指導を行わなければならない。

（5）事業者は、医師による面接指導の結果に基づき、当該面接指導の結果の記録を作成して、これを3年間保存しなければならない。

問 8 事務室の空気環境の測定、設備の点検等に関する次の記述のうち、法令上、誤っているものはどれか。

（1）燃焼器具を使用するときは、発熱量が著しく少ないものを除き、毎日、異常の有無を点検しなければならない。

（2）事務室において使用する機械による換気のための設備については、2か月以内ごとに1回、定期に、異常の有無を点検しなければならない。

（3）空気調和設備内に設けられた排水受けについては、原則として、1か月以内ごとに1回、定期に、その汚れ及び閉塞の状況を点検し、必要に応じ、その清掃等を行わなければならない。

（4）中央管理方式の空気調和設備を設けた建築物内の事務室については、空気中の一酸化炭素及び二酸化炭素の含有率を、3か月以内ごとに1回、定期に、測定しなければならない。

（5）事務室の建築、大規模の修繕又は大規模の模様替を行ったときは、その事務室における空気中のホルムアルデヒドの濃度を、その事務室の使用を開始した日以後所定の時期に1回、測定しなければならない。

問 9 週所定労働時間が25時間、週所定労働日数が4日である労働者であって、雇入れの日から起算して3年6か月継続勤務したものに対して、その後1年間に新たに与えなければならない年次有給休暇日数として、法令上、正しいものは次のうちどれか。

ただし、その労働者はその直前の1年間に全労働日の8割以上出勤したものとする。

（1）8日

（2）10日

（3）12日

（4）14日

（5）16日

問10 労働基準法に定める妊産婦等に関する次の記述のうち、法令上、誤っているものはどれか。

ただし、常時使用する労働者数が10人以上の規模の事業場の場合とし、管理監督者等とは、「監督又は管理の地位にある者等、労働時間、休憩及び休日に関する規定の適用除外者」をいうものとする。

（1）妊産婦とは、妊娠中の女性及び産後1年を経過しない女性をいう。

（2）妊娠中の女性が請求した場合においては、他の軽易な業務に転換させなければならない。

（3）1年単位の変形労働時間制を採用している場合であっても、妊産婦が請求した場合には、管理監督者等の場合を除き、1週40時間、1日8時間を超えて労働させてはならない。

（4）フレックスタイム制を採用している場合であっても、妊産婦が請求した場合には、管理監督者等の場合を除き、1週40時間、1日8時間を超えて労働させてはならない。

（5）生理日の就業が著しく困難な女性が休暇を請求したときは、その者を生理日に就業させてはならない。

●労働衛生

問11 一般の事務室における換気に関する次のAからDの記述について、誤っているものの組合せは（1）～（5）のうちどれか。

A　人間の呼気の成分の中で、酸素の濃度は約16%、二酸化炭素の濃度は約4％である。

B　新鮮な外気中の酸素濃度は約21%、二酸化炭素濃度は0.3～0.4%程度である。

C　室内の必要換気量（m^3/h）は、次の式により算出される。

$$\frac{\text{室内にいる人が1時間に呼出する二酸化炭素量}\ (m^3/h)}{\text{室内二酸化炭素基準濃度}(\%)-\text{外気の二酸化炭素濃度}(\%)}\times 100$$

D　必要換気量の算出に当たって、室内二酸化炭素基準濃度は、通常、1％とする。

（1）A、B
（2）A、C
（3）B、C
（4）B、D
（5）C、D

問12 温熱条件に関する次の記述のうち、誤っているものはどれか。

（1）WBGTは、日射がない場合は、自然湿球温度と黒球温度の測定値から算出される。
（2）熱中症はⅠ度からⅢ度までに分類され、このうちⅢ度が最も重症である。
（3）WBGT基準値は、健康な作業者を基準に、ばく露されてもほとんどの者が有害な影響を受けないレベルに相当するものとして設定されている。
（4）WBGT基準値は、身体に対する負荷が大きな作業の方が、負荷が小さな作業より小さな値となる。
（5）温度感覚を左右する環境条件は、気温、湿度及びふく射（放射）熱の三つの要素で決まる。

問13 照明、採光などに関する次の記述のうち、誤っているものはどれか。

(1) 北向きの窓では、直射日光はほとんど入らないが一年中平均した明るさが得られる。
(2) 全般照明と局部照明を併用する場合、全般照明による照度は、局部照明による照度の５分の１程度としている。
(3) 前方から明かりを取るときは、まぶしさをなくすため、眼と光源を結ぶ線と視線とがなす角度が、40°以上になるように光源の位置を決めている。
(4) 照明設備は、１年以内ごとに１回、定期に点検し、異常があれば電球の交換などを行っている。
(5) 部屋の彩色として、目の高さ以下は、まぶしさを防ぎ安定感を出すために濁色とし、目より上方の壁や天井は、明るい色を用いるとよい。

問14 厚生労働省の「職場における受動喫煙防止のためのガイドライン」において、「喫煙専用室」を設置する場合に満たすべき事項として定められていないものは、次のうちどれか。

(1) 喫煙専用室の出入口において、室外から室内に流入する空気の気流が、0.2m/s以上であること。
(2) 喫煙専用室の出入口における室外から室内に流入する空気の気流について、６か月以内ごとに１回、定期に測定すること。
(3) 喫煙専用室のたばこの煙が室内から室外に流出しないよう、喫煙専用室は、壁、天井等によって区画されていること。
(4) 喫煙専用室のたばこの煙が屋外又は外部の場所に排気されていること。
(5) 喫煙専用室の出入口の見やすい箇所に必要事項を記載した標識を掲示すること。

問15 労働衛生管理に用いられる統計に関する次の記述のうち、誤っているものはどれか。

（1）健康診断において、対象人数、受診者数などのデータを計数データといい、身長、体重などのデータを計量データという。

（2）生体から得られたある指標が正規分布である場合、そのばらつきの程度は、平均値や最頻値によって表される。

（3）集団を比較する場合、調査の対象とした項目のデータの平均値が等しくても分散が異なっていれば、異なった特徴をもつ集団であると評価される。

（4）ある事象と健康事象との間に、統計上、一方が多いと他方も多いというような相関関係が認められたとしても、それらの間に因果関係があるとは限らない。

（5）静態データとは、ある時点の集団に関するデータであり、動態データとは、ある期間の集団に関するデータである。

問16 厚生労働省の「職場における腰痛予防対策指針」に基づく腰痛予防対策に関する次の記述のうち、正しいものはどれか。

（1）作業動作、作業姿勢についての作業標準の策定は、その作業に従事する全ての労働者に一律な作業をさせることになり、個々の労働者の腰痛の発生要因の排除又は低減ができないため、腰痛の予防対策としては適切ではない。

（2）重量物取扱い作業の場合、満18歳以上の男性労働者が人力のみにより取り扱う物の重量は、体重のおおむね50%以下となるようにする。

（3）重量物取扱い作業の場合、満18歳以上の女性労働者が人力のみにより取り扱う物の重量は、男性が取り扱うことのできる重量の60%位までとする。

（4）重量物取扱い作業に常時従事する労働者に対しては、当該作業に配置する際及びその後1年以内ごとに1回、定期に、医師による腰痛の健康診断を行う。

（5）腰部保護ベルトは、重量物取扱い作業に従事する労働者全員に使用させるようにする。

問17 厚生労働省の「労働安全衛生マネジメントシステムに関する指針」に関する次の記述のうち、誤っているものはどれか。

（1）この指針は、労働安全衛生法の規定に基づき機械、設備、化学物質等による危険又は健康障害を防止するため事業者が講ずべき具体的な措置を定めるものではない。

（2）このシステムは、生産管理等事業実施に係る管理と一体となって運用されるものである。

（3）このシステムでは、事業者は、事業場における安全衛生水準の向上を図るための安全衛生に関する基本的考え方を示すものとして、安全衛生方針を表明し、労働者及び関係請負人その他の関係者に周知させる。

（4）このシステムでは、事業者は、安全衛生方針に基づき設定した安全衛生目標を達成するため、事業場における危険性又は有害性等の調査の結果等に基づき、一定の期間を限り、安全衛生計画を作成する。

（5）事業者は、このシステムに従って行う措置が適切に実施されているかどうかについて調査及び評価を行うため、外部の機関による監査を受けなければならない。

問18 メタボリックシンドローム診断基準に関する次の文中の［　　］内に入れるAからDの語句又は数値の組合せとして、正しいものは（1）～（5）のうちどれか。

「日本人のメタボリックシンドローム診断基準で、腹部肥満（［　A　］脂肪の蓄積）とされるのは、腹囲が男性では［　B　］cm以上、女性では［　C　］cm以上の場合であり、この基準は、男女とも［　A　］脂肪面積が［　D　］cm^2以上に相当する。」

	A	B	C	D
（1）	内臓	85	90	100
（2）	内臓	85	90	200
（3）	内臓	90	85	100
（4）	皮下	90	85	200
（5）	皮下	100	90	200

令和4年4月

問19 食中毒に関する次の記述のうち、正しいものはどれか。

（１）毒素型食中毒は、食物に付着した細菌により産生された毒素によって起こる食中毒で、サルモネラ菌によるものがある。

（２）感染型食中毒は、食物に付着した細菌そのものの感染によって起こる食中毒で、黄色ブドウ球菌によるものがある。

（３）O-157は、腸管出血性大腸菌の一種で、加熱不足の食肉などから摂取され、潜伏期間は３～５日である。

（４）ボツリヌス菌は、缶詰や真空パックなど酸素のない密封食品中でも増殖するが、熱には弱く、60℃、10分間程度の加熱で殺菌することができる。

（５）ノロウイルスによる食中毒は、ウイルスに汚染された食品を摂取することにより発症し、夏季に集団食中毒として発生することが多い。

問20 感染症に関する次の記述のうち、誤っているものはどれか。

（１）人間の抵抗力が低下した場合は、通常、多くの人には影響を及ぼさない病原体が病気を発症させることがあり、これを不顕性感染という。

（２）感染が成立し、症状が現れるまでの人をキャリアといい、感染したことに気付かずに病原体をばらまく感染源になることがある。

（３）微生物を含む飛沫の水分が蒸発して、５μm以下の小粒子として長時間空気中に浮遊し、空調などを通じて感染することを空気感染という。

（４）風しんは、発熱、発疹、リンパ節腫脹を特徴とするウイルス性発疹症で、免疫のない女性が妊娠初期に風しんにかかると、胎児に感染し出生児が先天性風しん症候群（CRS）となる危険性がある。

（５）インフルエンザウイルスにはＡ型、Ｂ型及びＣ型の三つの型があるが、流行の原因となるのは、主として、Ａ型及びＢ型である。

●労働生理

問21 呼吸に関する次の記述のうち、誤っているものはどれか。

（1）呼吸運動は、横隔膜、肋間筋などの呼吸筋が収縮と弛緩をすることにより行われる。

（2）胸郭内容積が増し、その内圧が低くなるにつれ、鼻腔、気管などの気道を経て肺内へ流れ込む空気が吸気である。

（3）肺胞内の空気と肺胞を取り巻く毛細血管中の血液との間で行われるガス交換を外呼吸という。

（4）呼吸数は、通常、1分間に16～20回で、成人の安静時の1回呼吸量は、約500mLである。

（5）呼吸のリズムをコントロールしているのは、間脳の視床下部である。

問22 心臓及び血液循環に関する次の記述のうち、誤っているものはどれか。

（1）大動脈及び肺動脈を流れる血液は、酸素に富む動脈血である。

（2）体循環では、血液は左心室から大動脈に入り、静脈血となって右心房に戻ってくる。

（3）心筋は人間の意思によって動かすことができない不随意筋であるが、随意筋である骨格筋と同じ横紋筋に分類される。

（4）心臓の中にある洞結節（洞房結節）で発生した刺激が、刺激伝導系を介して心筋に伝わることにより、心臓は規則正しく収縮と拡張を繰り返す。

（5）動脈硬化とは、コレステロールの蓄積などにより、動脈壁が肥厚・硬化して弾力性を失った状態であり、進行すると血管の狭窄や閉塞を招き、臓器への酸素や栄養分の供給が妨げられる。

問23 体温調節に関する次の記述のうち、誤っているものはどれか。

（1）寒冷な環境においては、皮膚の血管が収縮して血流量が減って、熱の放散が減少する。

（2）暑熱な環境においては、内臓の血流量が増加し体内の代謝活動が亢(こう)進することにより、人体からの熱の放散が促進される。

（3）体温調節にみられるように、外部環境などが変化しても身体内部の状態を一定に保とうとする性質を恒常性（ホメオスタシス）という。

（4）計算上、100g の水分が体重 70kgの人の体表面から蒸発すると、気化熱が奪われ、体温が約１℃下がる。

（5）熱の放散は、ふく射（放射)、伝導、蒸発などの物理的な過程で行われ、蒸発には、発汗と不感蒸泄(せつ)によるものがある。

問24 肝臓の機能として、誤っているものは次のうちどれか。

（1）血液中の身体に有害な物質を分解する。

（2）ブドウ糖をグリコーゲンに変えて蓄える。

（3）ビリルビンを分解する。

（4）血液凝固物質を合成する。

（5）血液凝固阻止物質を合成する。

問25 次のうち、正常値に男女による差がないとされているものはどれか。

（1）赤血球数

（2）ヘモグロビン濃度

（3）ヘマトクリット値

（4）白血球数

（5）基礎代謝量

問26 蛋白質並びにその分解、吸収及び代謝に関する次の記述のうち、誤っているものはどれか。

（1）蛋白質は、約20種類のアミノ酸が結合してできており、内臓、筋肉、皮膚など人体の臓器等を構成する主成分である。

（2）蛋白質は、膵臓から分泌される消化酵素である膵リパーゼなどによりアミノ酸に分解され、小腸から吸収される。

（3）血液循環に入ったアミノ酸は、体内の各組織において蛋白質に再合成される。

（4）肝臓では、アミノ酸から血漿蛋白質が合成される。

（5）飢餓時には、肝臓などでアミノ酸などからブドウ糖を生成する糖新生が行われる。

問27 視覚に関する次の記述のうち、誤っているものはどれか。

（1）眼は、周りの明るさによって瞳孔の大きさが変化して眼に入る光量が調節され、暗い場合には瞳孔が広がる。

（2）眼軸が短すぎることなどにより、平行光線が網膜の後方で像を結ぶものを遠視という。

（3）角膜が歪んでいたり、表面に凹凸があるために、眼軸などに異常がなくても、物体の像が網膜上に正しく結ばれないものを乱視という。

（4）網膜には、明るい所で働き色を感じる錐状体と、暗い所で働き弱い光を感じる杆状体の２種類の視細胞がある。

（5）明るいところから急に暗いところに入ると、初めは見えにくいが徐々に見えやすくなることを明順応という。

問28 ヒトのホルモン、その内分泌器官及びそのはたらきの組合せとして、誤っているものは次のうちどれか。

	ホルモン	内分泌器官	はたらき
(1)	コルチゾール	副腎皮質	血糖量の増加
(2)	アルドステロン	副腎皮質	体液中の塩類バランスの調節
(3)	メラトニン	副甲状腺	体液中のカルシウムバランスの調節
(4)	インスリン	膵(すい)臓	血糖量の減少
(5)	アドレナリン	副腎髄質	血糖量の増加

問29 代謝に関する次の記述のうち、正しいものはどれか。

(1) 代謝において、細胞に取り入れられた体脂肪、グリコーゲンなどが分解されてエネルギーを発生する過程を同化という。

(2) 代謝において、体内に摂取された栄養素が、種々の化学反応によって、細胞を構成する蛋(たん)白質などの生体に必要な物質に合成されることを異化という。

(3) 基礎代謝量は、安静時における心臓の拍動、呼吸、体温保持などに必要な代謝量で、睡眠中の測定値で表される。

(4) エネルギー代謝率は、一定時間中に体内で消費された酸素と排出された二酸化炭素の容積比である。

(5) エネルギー代謝率は、動的筋作業の強度を表すことができるが、静的筋作業には適用できない。

問30 腎臓・泌尿器系に関する次の記述のうち、誤っているものはどれか。

(1) 腎臓の皮質にある腎小体では、糸球体から蛋(たん)白質以外の血漿(しょう)成分がボウマン嚢(のう)に濾(こ)し出され、原尿が生成される。

(2) 腎臓の尿細管では、原尿に含まれる大部分の水分及び身体に必要な成分が血液中に再吸収され、残りが尿として生成される。

(3) 尿は淡黄色の液体で、固有の臭気を有し、通常、弱酸性である。

(4) 尿の生成・排出により、体内の水分の量やナトリウムなどの電解質の濃度を調節するとともに、生命活動によって生じた不要な物質を排出する。

(5) 血液中の尿素窒素（BUN）の値が低くなる場合は、腎臓の機能の低下が考えられる。

第２種衛生管理者
令和３年10月公表試験問題

〔注意事項〕

1　解答方法

(1)　解答は、別の解答用紙に記入（マーク）してください。

(2)　使用できる鉛筆（シャープペンシル可）は、「HB」又は「B」です。
ボールペン、サインペンなどは使用できません。

(3)　解答用紙は、機械で採点しますので、折ったり、曲げたり、汚したりしないでください。

(4)　解答を訂正するときは、消しゴムできれいに消してから書き直してください。

(5)　問題は、五肢択一式で、正答は一問につき一つだけです。二つ以上に記入（マーク）したもの、判読が困難なものは、得点としません。

(6)　計算、メモなどは、解答用紙に書かずに試験問題の余白を利用してください。

2　受験票には、何も記入しないでください。

3　試験時間は３時間で、試験問題は問１～問30です。
「労働生理」の免除者の試験時間は２時間15分で、試験問題は問１～問20です。

4　試験開始後、１時間以内は退室できません。
試験時間終了前に退室するときは、着席のまま無言で手を上げてください。
試験監督員が席まで伺います。
なお、退室した後は、再び試験室に入ることはできません。

5　試験問題は、持ち帰ることはできません。受験票は、お持ち帰りください。

●関係法令

問 1 事業場の衛生管理体制に関する次の記述のうち、法令上、正しいものはどれか。

ただし、衛生管理者及び産業医の選任の特例はないものとする。

（1）衛生管理者を選任したときは、遅滞なく、所定の様式による報告書を、所轄労働基準監督署長に提出しなければならない。

（2）常時2,000人を超え3,000人以下の労働者を使用する事業場では、4人の衛生管理者を選任しなければならない。

（3）常時50人以上の労働者を使用する警備業の事業場では、第二種衛生管理者免許を有する者のうちから衛生管理者を選任することができない。

（4）常時800人以上の労働者を使用する事業場では、その事業場に専属の産業医を選任しなければならない。

（5）常時300人を超え500人未満の労働者を使用し、そのうち、深夜業を含む業務に常時100人以上の労働者を従事させる事業場では、衛生工学衛生管理者の免許を受けた者のうちから衛生管理者を選任しなければならない。

問 2 常時使用する労働者数が300人で、次の業種に属する事業場のうち、法令上、総括安全衛生管理者の選任が義務付けられていない業種はどれか。

（1）通信業

（2）各種商品小売業

（3）旅館業

（4）ゴルフ場業

（5）医療業

問 3 産業医に関する次の記述のうち、法令上、誤っているものはどれか。

（1）産業医を選任した事業者は、産業医に対し、労働者の業務に関する情報であって産業医が労働者の健康管理等を適切に行うために必要と認めるものを提供しなければならない。

（2）産業医を選任した事業者は、その事業場における産業医の業務の具体的な内容、産業医に対する健康相談の申出の方法、産業医による労働者の心身の状態に関する情報の取扱いの方法を、常時各作業場の見やすい場所に掲示し、又は備え付ける等の方法により、労働者に周知させなければならない。

（3）産業医は、衛生委員会に対して労働者の健康を確保する観点から必要な調査審議を求めることができる。

（4）産業医は、衛生委員会を開催した都度作成する議事概要を、毎月１回以上、事業者から提供されている場合には、作業場等の巡視の頻度を、毎月１回以上から２か月に１回以上にすることができる。

（5）事業者は、産業医から労働者の健康管理等について勧告を受けたときは、当該勧告の内容及び当該勧告を踏まえて講じた措置の内容（措置を講じない場合にあっては、その旨及びその理由）を記録し、これを３年間保存しなければならない。

問 4 労働安全衛生規則に基づく医師による健康診断について、法令に違反しているものは次のうちどれか。

（1）雇入時の健康診断において、医師による健康診断を受けた後３か月を経過しない者が、その健康診断結果を証明する書面を提出したときは、その健康診断の項目に相当する項目を省略している。

（2）雇入時の健康診断の項目のうち、聴力の検査は、35歳及び40歳の者並びに45歳以上の者に対しては、1,000 Hz 及び 4,000 Hz の音について行っているが、その他の年齢の者に対しては、医師が適当と認めるその他の方法により行っている。

（3）深夜業を含む業務に常時従事する労働者に対し、６か月以内ごとに１回、定期に、健康診断を行っているが、胸部エックス線検査は、１年以内ごとに１回、定期に、行っている。

（4）事業場において実施した定期健康診断の結果、健康診断項目に異常所見があると診断された労働者については、健康を保持するために必要な措置について、健康診断が行われた日から３か月以内に、医師から意見聴取を行っている。

（5）常時50人の労働者を使用する事業場において、定期健康診断の結果については、遅滞なく、所轄労働基準監督署長に報告を行っているが、雇入時の健康診断の結果については報告を行っていない。

問 5　労働安全衛生法に基づく心理的な負担の程度を把握するための検査（以下「ストレスチェック」という。）及びその結果等に応じて実施される医師による面接指導に関する次の記述のうち、法令上、正しいものはどれか。

（1）常時 50 人以上の労働者を使用する事業場においては、6か月以内ごとに1回、定期に、ストレスチェックを行わなければならない。

（2）事業者は、ストレスチェックの結果が、衛生管理者及びストレスチェックを受けた労働者に通知されるようにしなければならない。

（3）労働者に対するストレスチェックの事項は、「職場における当該労働者の心理的な負担の原因」、「当該労働者の心理的な負担による心身の自覚症状」及び「職場における他の労働者による当該労働者への支援」に関する項目である。

（4）事業者は、ストレスチェックの結果、心理的な負担の程度が高い労働者全員に対し、医師による面接指導を行わなければならない。

（5）事業者は、医師による面接指導の結果に基づき、当該面接指導の結果の記録を作成して、これを3年間保存しなければならない。

問 6　雇入れ時の安全衛生教育における次のAからDの教育事項について、法令上、金融業の事業場において省略できるものの組合せは（1）～（5）のうちどれか。

A　従事させる業務に関して発生するおそれのある疾病の原因及び予防に関すること。

B　作業開始時の点検に関すること。

C　整理、整頓及び清潔の保持に関すること。

D　作業手順に関すること。

（1）A、B

（2）A、C

（3）B、C

（4）B、D

（5）C、D

問 7 事業場の建築物、施設等に関する措置について、労働安全衛生規則の衛生基準に違反していないものは次のうちどれか。

（1）日常行う清掃のほか、１年に１回、定期に、統一的に大掃除を行っている。

（2）男性 25 人、女性 25 人の労働者を常時使用している事業場で、労働者が臥（が）床することのできる休養室又は休養所を男性用と女性用に区別して設けていない。

（3）坑内等特殊な作業場以外の作業場において、男性用小便所の箇所数は、同時に就業する男性労働者 50 人以内ごとに１個以上としている。

（4）事業場に附属する食堂の床面積を、食事の際の１人について、$0.8m^2$ としている。

（5）労働衛生上の有害業務を有しない事業場において、窓その他の開口部の直接外気に向かって開放することができる部分の面積が、常時床面積の 15 分の１である屋内作業場に、換気設備を設けていない。

問 8 事務室の空気環境の調整に関する次の文中の［　　］内に入れるＡ及びＢの数値の組合せとして、法令上、正しいものは（1）～（5）のうちどれか。

「空気調和設備又は機械換気設備を設けている場合は、室に供給される空気が、次に適合するように当該設備を調整しなければならない。

① １気圧、温度 25℃とした場合の当該空気 $1m^3$ 中に含まれる浮遊粉じん量が［ A ］mg 以下であること。

② １気圧、温度 25℃とした場合の当該空気 $1m^3$ 中に含まれるホルムアルデヒドの量が［ B ］mg 以下であること。」

	A	B
（1）	0.15	0.1
（2）	0.15	0.3
（3）	0.5	0.1
（4）	0.5	0.3
（5）	0.5	0.5

問９ 労働基準法における労働時間等に関する次の記述のうち、正しいものはどれか。

（1）１日８時間を超えて労働させることができるのは、時間外労働の協定を締結し、これを所轄労働基準監督署長に届け出た場合に限られている。

（2）労働時間に関する規定の適用については、事業場を異にする場合は労働時間を通算しない。

（3）労働時間が８時間を超える場合においては、少なくとも45分の休憩時間を労働時間の途中に与えなければならない。

（4）機密の事務を取り扱う労働者については、所轄労働基準監督署長の許可を受けなくても労働時間に関する規定は適用されない。

（5）監視又は断続的労働に従事する労働者については、所轄労働基準監督署長の許可を受ければ、労働時間及び年次有給休暇に関する規定は適用されない。

問10 週所定労働時間が25時間、週所定労働日数が４日である労働者であって、雇入れの日から起算して３年６か月継続勤務したものに対して、その後１年間に新たに与えなければならない年次有給休暇日数として、法令上、正しいものは（1）～（5）のうちどれか。

ただし、その労働者はその直前の１年間に全労働日の８割以上出勤したものとする。

（1）８日

（2）９日

（3）10日

（4）11日

（5）12日

●労働衛生

問11 一般の事務室における換気に関する次のＡからＤの記述について、誤っているものの組合せは（１）～（５）のうちどれか。

Ａ　人間の呼気の成分の中で、酸素の濃度は約16%、二酸化炭素の濃度は約４%である。

Ｂ　新鮮な外気中の酸素濃度は約21%、二酸化炭素濃度は0.3～0.4%程度である。

Ｃ　室内の必要換気量（m^3/h）は、次の式により算出される。

$$\frac{\text{室内にいる人が1時間に呼出する二酸化炭素量}(m^3/h)}{\text{室内二酸化炭素基準濃度}(\%)-\text{外気の二酸化炭素濃度}(\%)}\times 100$$

Ｄ　必要換気量の算出に当たって、室内二酸化炭素基準濃度は、通常、１%とする。

（１）Ａ、Ｂ
（２）Ａ、Ｃ
（３）Ｂ、Ｃ
（４）Ｂ、Ｄ
（５）Ｃ、Ｄ

問12 温熱条件に関する次の記述のうち、誤っているものはどれか。

（1）温度感覚を左右する環境要素は、気温、湿度及び気流であり、この三要素によって温熱環境が定まる。

（2）気温、湿度及び気流の総合効果を実験的に求め、温度目盛で表したものが実効温度である。

（3）ＷＢＧＴは、暑熱環境による熱ストレスの評価に用いられる指標で、屋内では自然湿球温度と黒球温度の測定値から算出される。

（4）ＷＢＧＴ基準値は、熱に順化している人に用いる値の方が、熱に順化していない人に用いる値より大きな値となる。

（5）相対湿度とは、空気中の水蒸気分圧とその温度における飽和水蒸気圧との比を百分率で示したものである。

問13 照明、採光などに関する次の記述のうち、誤っているものはどれか。

（1）北向きの窓では、直射日光はほとんど入らないが一年中平均した明るさが得られる。

（2）全般照明と局部照明を併用する場合、全般照明による照度は、局部照明による照度の５分の１程度としている。

（3）前方から明かりを取るときは、まぶしさをなくすため、眼と光源を結ぶ線と視線とがなす角度が、40°程度になるように光源の位置を決めている。

（4）照明設備は、１年以内ごとに１回、定期に点検し、異常があれば電球の交換などを行っている。

（5）部屋の彩色として、目の高さ以下は、まぶしさを防ぎ安定感を出すために濁色とし、目より上方の壁や天井は、明るい色を用いるとよい。

問14 労働衛生管理に用いられる統計に関する次の記述のうち、誤っているものはどれか。

（1）生体から得られたある指標が正規分布である場合、そのバラツキの程度は、平均値や最頻値によって表される。

（2）集団を比較する場合、調査の対象とした項目のデータの平均値が等しくても分散が異なっていれば、異なった特徴をもつ集団であると評価される。

（3）健康管理統計において、ある時点での検査における有所見者の割合を有所見率といい、このようなデータを静態データという。

（4）健康診断において、対象人数、受診者数などのデータを計数データといい、身長、体重などのデータを計量データという。

（5）ある事象と健康事象との間に、統計上、一方が多いと他方も多いというような相関関係が認められても、それらの間に因果関係がないこともある。

問15 厚生労働省の「職場における腰痛予防対策指針」に基づく腰痛予防対策に関する次の記述のうち、正しいものはどれか。

（1）腰部保護ベルトは、重量物取扱い作業に従事する労働者全員に使用させるようにする。

（2）重量物取扱い作業の場合、満18歳以上の男性労働者が人力のみで取り扱う物の重量は、体重のおおむね50%以下となるようにする。

（3）重量物取扱い作業に常時従事する労働者に対しては、当該作業に配置する際及びその後1年以内ごとに1回、定期に、医師による腰痛の健康診断を行う。

（4）立ち作業の場合は、身体を安定に保持するため、床面は弾力性のない硬い素材とし、クッション性のない作業靴を使用する。

（5）腰掛け作業の場合の作業姿勢は、椅子に深く腰を掛けて、背もたれで体幹を支え、履物の足裏全体が床に接する姿勢を基本とする。

問16 出血及び止血法並びにその救急処置に関する次の記述のうち、誤っているものはどれか。

（1）体内の全血液量は、体重の約13分の1で、その約3分の1を短時間に失うと生命が危険な状態となる。

（2）傷口が泥で汚れているときは、手際良く水道水で洗い流す。

（3）止血法には、直接圧迫法、間接圧迫法などがあるが、一般人が行う応急手当としては直接圧迫法が推奨されている。

（4）静脈性出血は、擦り傷のときにみられ、傷口から少しずつにじみ出るような出血である。

（5）止血帯を施した後、受傷者を医師に引き継ぐまでに30分以上かかる場合には、止血帯を施してから30分ごとに1～2分間、出血部から血液がにじんでくる程度まで結び目をゆるめる。

問17 虚血性心疾患に関する次の記述のうち、誤っているものはどれか。

（1）虚血性心疾患は、門脈による心筋への血液の供給が不足したり途絶えることにより起こる心筋障害である。

（2）虚血性心疾患発症の危険因子には、高血圧、喫煙、脂質異常症などがある。

（3）虚血性心疾患は、心筋の一部分に可逆的な虚血が起こる狭心症と、不可逆的な心筋壊（え）死が起こる心筋梗塞とに大別される。

（4）心筋梗塞では、突然激しい胸痛が起こり、「締め付けられるように痛い」、「胸が苦しい」などの症状が長時間続き、1時間以上になることもある。

（5）狭心症の痛みの場所は、心筋梗塞とほぼ同じであるが、その発作が続く時間は、通常数分程度で、長くても15分以内におさまることが多い。

令和3年10月

問18 細菌性食中毒に関する次の記述のうち、誤っているものはどれか。

（1）黄色ブドウ球菌による毒素は、熱に強い。
（2）ボツリヌス菌による毒素は、神経毒である。
（3）腸炎ビブリオ菌は、病原性好塩菌ともいわれる。
（4）サルモネラ菌による食中毒は、食品に付着した細菌が食品中で増殖した際に生じる毒素により発症する。
（5）ウェルシュ菌、セレウス菌及びカンピロバクターは、いずれも細菌性食中毒の原因菌である。

問19 厚生労働省の「情報機器作業における労働衛生管理のためのガイドライン」に関する次の記述のうち、適切でないものはどれか。

（1）ディスプレイ画面上における照度は、500ルクス以下となるようにしている。
（2）ディスプレイ画面の位置、前後の傾き、左右の向き等を調整してグレアを防止している。
（3）ディスプレイは、おおむね30cm以内の視距離が確保できるようにし、画面の上端を眼の高さよりもやや下になるように設置している。
（4）１日の情報機器作業の作業時間が４時間未満である労働者については、自覚症状を訴える者についてのみ、情報機器作業に係る定期健康診断の対象としている。
（5）情報機器作業に係る定期健康診断を、１年以内ごとに１回、定期に実施している。

問20 厚生労働省の「労働安全衛生マネジメントシステムに関する指針」に関する次の記述のうち、誤っているものはどれか。

（1）この指針は、労働安全衛生法の規定に基づき機械、設備、化学物質等による危険又は健康障害を防止するため事業者が講ずべき具体的な措置を定めるものではない。

（2）このシステムは、生産管理等事業実施に係る管理と一体となって運用されるものである。

（3）このシステムでは、事業者は、事業場における安全衛生水準の向上を図るための安全衛生に関する基本的考え方を示すものとして、安全衛生方針を表明し、労働者及び関係請負人その他の関係者に周知させる。

（4）このシステムでは、事業者は、安全衛生方針に基づき設定した安全衛生目標を達成するため、事業場における危険性又は有害性等の調査の結果等に基づき、一定の期間を限り、安全衛生計画を作成する。

（5）事業者は、このシステムに従って行う措置が適切に実施されているかどうかについて調査及び評価を行うため、外部の機関による監査を受けなければならない。

●労働生理

問21 神経系に関する次の記述のうち、誤っているものはどれか。

（1）神経系を構成する基本的な単位である神経細胞は、通常、１個の細胞体、１本の軸索及び複数の樹状突起から成り、ニューロンともいわれる。

（2）体性神経は、運動及び感覚に関与し、自律神経は、呼吸、循環などに関与する。

（3）大脳の皮質は、神経細胞の細胞体が集まっている灰白質で、感覚、思考などの作用を支配する中枢として機能する。

（4）交感神経系と副交感神経系は、各種臓器において双方の神経線維が分布し、相反する作用を有している。

（5）交感神経系は、身体の機能をより活動的に調節する働きがあり、心拍数を増加させたり、消化管の運動を高める。

問22 心臓及び血液循環に関する次の記述のうち、誤っているものはどれか。

（1）心臓は、自律神経の中枢で発生した刺激が刺激伝導系を介して心筋に伝わることにより、規則正しく収縮と拡張を繰り返す。

（2）肺循環により左心房に戻ってきた血液は、左心室を経て大動脈に入る。

（3）大動脈を流れる血液は動脈血であるが、肺動脈を流れる血液は静脈血である。

（4）心臓の拍動による動脈圧の変動を末梢（しょう）の動脈で触知したものを脈拍といい、一般に、手首の橈（とう）骨動脈で触知する。

（5）動脈硬化とは、コレステロールの蓄積などにより、動脈壁が肥厚・硬化して弾力性を失った状態であり、進行すると血管の狭窄（さく）や閉塞を招き、臓器への酸素や栄養分の供給が妨げられる。

問23 消化器系に関する次の記述のうち、誤っているものはどれか。

（1）三大栄養素のうち糖質はブドウ糖などに、蛋白質はアミノ酸に、脂肪は脂肪酸とグリセリンに、酵素により分解されて吸収される。

（2）無機塩及びビタミン類は、酵素による分解を受けないでそのまま吸収される。

（3）膵臓から十二指腸に分泌される膵液には、消化酵素は含まれていないが、血糖値を調節するホルモンが含まれている。

（4）ペプシノーゲンは、胃酸によってペプシンという消化酵素になり、蛋白質を分解する。

（5）小腸の表面は、ビロード状の絨毛という小突起で覆われており、栄養素の吸収の効率を上げるために役立っている。

問24 呼吸に関する次の記述のうち、誤っているものはどれか。

（1）呼吸運動は、気管と胸膜の協調運動によって、胸郭内容積を周期的に増減させて行われる。

（2）胸郭内容積が増し、その内圧が低くなるにつれ、鼻腔、気管などの気道を経て肺内へ流れ込む空気が吸気である。

（3）肺胞内の空気と肺胞を取り巻く毛細血管中の血液との間で行われる酸素と二酸化炭素のガス交換を、肺呼吸又は外呼吸という。

（4）全身の毛細血管中の血液が各組織細胞に酸素を渡して二酸化炭素を受け取るガス交換を、組織呼吸又は内呼吸という。

（5）血液中の二酸化炭素濃度が増加すると、呼吸中枢が刺激され、肺でのガス交換の量が多くなる。

問25　腎臓・泌尿器系に関する次の記述のうち、誤っているものはどれか。

（1）腎臓の皮質にある腎小体では、糸球体から蛋白質以外の血漿成分がボウマン嚢に濾し出され、原尿が生成される。

（2）腎臓の尿細管では、原尿に含まれる大部分の水分及び身体に必要な成分が血液中に再吸収され、残りが尿として生成される。

（3）尿は淡黄色の液体で、固有の臭気を有し、通常、弱酸性である。

（4）尿の生成・排出により、体内の水分の量やナトリウムなどの電解質の濃度を調節するとともに、生命活動によって生じた不要な物質を排出する。

（5）尿の約95％は水分で、約５％が固形物であるが、その成分が全身の健康状態をよく反映するので、尿を採取して尿素窒素の検査が広く行われている。

問26　代謝に関する次の記述のうち、正しいものはどれか。

（1）代謝において、細胞に取り入れられた体脂肪、グリコーゲンなどが分解されてエネルギーを発生し、ＡＴＰが合成されることを同化という。

（2）代謝において、体内に摂取された栄養素が、種々の化学反応によって、ＡＴＰに蓄えられたエネルギーを用いて、細胞を構成する蛋白質などの生体に必要な物質に合成されることを異化という。

（3）基礎代謝量は、安静時における心臓の拍動、呼吸、体温保持などに必要な代謝量で、睡眠中の測定値で表される。

（4）エネルギー代謝率は、一定時間中に体内で消費された酸素と排出された二酸化炭素の容積比で表される。

（5）エネルギー代謝率は、動的筋作業の強度を表すことができるが、精神的作業や静的筋作業には適用できない。

問27 耳とその機能に関する次の記述のうち、誤っているものはどれか。

（1）耳は、聴覚、平衡感覚などをつかさどる器官で、外耳、中耳、内耳の三つの部位に分けられる。
（2）耳介で集められた音は、鼓膜を振動させ、その振動は耳小骨によって増幅され、内耳に伝えられる。
（3）内耳は、前庭、半規管、蝸(か)牛（うずまき管）の三つの部位からなり、前庭と半規管が平衡感覚、蝸牛が聴覚を分担している。
（4）半規管は、体の傾きの方向や大きさを感じ、前庭は、体の回転の方向や速度を感じる。
（5）鼓室は、耳管によって咽頭に通じており、その内圧は外気圧と等しく保たれている。

問28 抗体に関する次の文中の［　　］内に入れるAからCの語句の組合せとして、適切なものは（1）～（5）のうちどれか。

「抗体とは、体内に入ってきた［ A ］に対して［ B ］免疫において作られる［ C ］と呼ばれる蛋(たん)白質のことで、［ A ］に特異的に結合し、［ A ］の働きを抑える働きがある。」

	A	B	C
（1）	化学物質	体液性	アルブミン
（2）	化学物質	細胞性	免疫グロブリン
（3）	抗原	体液性	アルブミン
（4）	抗原	体液性	免疫グロブリン
（5）	抗原	細胞性	アルブミン

問29 体温調節に関する次の記述のうち、誤っているものはどれか。

（1）寒冷な環境においては、皮膚の血管が収縮して血流量が減って、熱の放散が減少する。

（2）暑熱な環境においては、内臓の血流量が増加し体内の代謝活動が亢進（こう）することにより、人体からの熱の放散が促進される。

（3）体温調節にみられるように、外部環境などが変化しても身体内部の状態を一定に保とうとする性質を恒常性（ホメオスタシス）という。

（4）計算上、100gの水分が体重70kgの人の体表面から蒸発すると、気化熱が奪われ、体温が約1℃下がる。

（5）熱の放散は、輻（ふく）射（放射）、伝導、蒸発などの物理的な過程で行われ、蒸発には、発汗と不感蒸泄（せつ）によるものがある。

問30 睡眠に関する次の記述のうち、誤っているものはどれか。

（1）睡眠と覚醒のリズムのように、約1日の周期で繰り返される生物学的リズムをサーカディアンリズムといい、このリズムの乱れは、疲労や睡眠障害の原因となる。

（2）睡眠は、睡眠中の目の動きなどによって、レム睡眠とノンレム睡眠に分類される。

（3）コルチゾールは、血糖値の調節などの働きをするホルモンで、通常、その分泌量は明け方から増加し始め、起床前後で最大となる。

（4）レム睡眠は、安らかな眠りで、この間に脳は休んだ状態になっている。

（5）メラトニンは、睡眠に関与しているホルモンである。

第2種衛生管理者

令和3年4月公表試験問題

〔注意事項〕

1　解答方法

(1)　解答は、別の解答用紙に記入（マーク）してください。

(2)　使用できる鉛筆（シャープペンシル可）は、「HB」又は「B」です。
ボールペン、サインペンなどは使用できません。

(3)　解答用紙は、機械で採点しますので、折ったり、曲げたり、汚したりしないでください。

(4)　解答を訂正するときは、消しゴムできれいに消してから書き直してください。

(5)　問題は、五肢択一式で、正答は一問につき一つだけです。二つ以上に記入（マーク）したもの、判読が困難なものは、得点としません。

(6)　計算、メモなどは、解答用紙に書かずに試験問題の余白を利用してください。

2　受験票には、何も記入しないでください。

3　試験時間は3時間で、試験問題は問1～問30です。
「労働生理」の免除者の試験時間は2時間15分で、試験問題は問1～問20です。

4　試験開始後、1時間以内は退室できません。
試験時間終了前に退室するときは、着席のまま無言で手を上げてください。
試験監督員が席まで伺います。
なお、退室した後は、再び試験室に入ることはできません。

5　試験問題は、持ち帰ることはできません。受験票は、お持ち帰りください。

●関係法令

問 1 衛生管理者の選任について、法令上、定められているものは次のうちどれか。ただし、衛生管理者の選任の特例はないものとする。

（1）衛生管理者を選任したときは、遅滞なく、所定の様式による報告書を、所轄労働基準監督署長に提出しなければならない。

（2）常時使用する労働者数が60人の電気業の事業場では、第二種衛生管理者免許を有する者のうちから衛生管理者を選任することができる。

（3）常時使用する労働者数が1,000人を超え2,000人以下の事業場では、少なくとも３人の衛生管理者を選任しなければならない。

（4）常時使用する労働者数が3,000人を超える事業場では、６人の衛生管理者のうち２人まで、事業場に専属でない労働衛生コンサルタントのうちから選任することができる。

（5）常時使用する労働者数が2,000人以上の事業場では、専任の衛生管理者を２人以上選任しなければならない。

問 2 衛生管理者の職務又は業務として、法令上、定められていないものは次のうちどれか。ただし、次のそれぞれの業務は衛生に関する技術的事項に限るものとする。

（1）健康診断の実施その他健康の保持増進のための措置に関すること。

（2）労働災害の原因の調査及び再発防止対策に関すること。

（3）安全衛生に関する方針の表明に関すること。

（4）少なくとも毎週１回作業場等を巡視し、衛生状態に有害のおそれがあるときは、直ちに、労働者の健康障害を防止するため必要な措置を講ずること。

（5）労働者の健康を確保するため必要があると認めるとき、事業者に対し、労働者の健康管理等について必要な勧告をすること。

問 3　産業医に関する次の記述のうち、法令上、誤っているものはどれか。

（1）常時使用する労働者数が50人以上の事業場において、厚生労働大臣の指定する者が行う産業医研修の修了者等の所定の要件を備えた医師であっても、当該事業場においてその事業を統括管理する者は、産業医として選任することはできない。

（2）産業医が、事業者から、毎月１回以上、所定の情報の提供を受けている場合であって、事業者の同意を得ているときは、産業医の作業場等の巡視の頻度を、毎月１回以上から２か月に１回以上にすることができる。

（3）事業者は、産業医が辞任したとき又は産業医を解任したときは、遅滞なく、その旨及びその理由を衛生委員会又は安全衛生委員会に報告しなければならない。

（4）事業者は、産業医が旅行、疾病、事故その他やむを得ない事由によって職務を行うことができないときは、代理者を選任しなければならない。

（5）事業者が産業医に付与すべき権限には、労働者の健康管理等を実施するために必要な情報を労働者から収集することが含まれる。

問 4 労働安全衛生規則に規定されている医師による健康診断について、法令に違反しているものは次のうちどれか。

（1）雇入時の健康診断において、医師による健康診断を受けた後、3か月を経過しない者がその健康診断結果を証明する書面を提出したときは、その健康診断の項目に相当する項目を省略している。

（2）雇入時の健康診断の項目のうち、聴力の検査は、35歳及び40歳の者並びに45歳以上の者に対しては、1,000Hz及び4,000Hzの音について行っているが、その他の年齢の者に対しては、医師が適当と認めるその他の方法により行っている。

（3）海外に6か月以上派遣して帰国した労働者について、国内の業務に就かせるとき、一時的な就業の場合を除いて、海外派遣労働者健康診断を行っている。

（4）常時50人の労働者を使用する事業場において、雇入時の健康診断の結果について、所轄労働基準監督署長に報告を行っていない。

（5）常時40人の労働者を使用する事業場において、定期健康診断の結果について、所轄労働基準監督署長に報告を行っていない。

問 5 労働安全衛生法に基づく心理的な負担の程度を把握するための検査（以下「ストレスチェック」という。）の結果に基づき実施する医師による面接指導に関する次の記述のうち、正しいものはどれか。

（1）面接指導を行う医師として事業者が指名できる医師は、当該事業場の産業医に限られる。

（2）面接指導の結果は、健康診断個人票に記載しなければならない。

（3）事業者は、ストレスチェックの結果、心理的な負担の程度が高い労働者であって、面接指導を受ける必要があると当該ストレスチェックを行った医師等が認めたものが面接指導を受けることを希望する旨を申し出たときは、当該申出をした労働者に対し、面接指導を行わなければならない。

（4）事業者は、面接指導の対象となる要件に該当する労働者から申出があったときは、申出の日から3か月以内に、面接指導を行わなければならない。

（5）事業者は、面接指導の結果に基づき、当該労働者の健康を保持するため必要な措置について、面接指導が行われた日から3か月以内に、医師の意見を聴かなければならない。

問 6 雇入れ時の安全衛生教育に関する次の記述のうち、法令上、正しいものはどれか。

（1）常時使用する労働者が 10 人未満である事業場では、教育を省略することができる。

（2）1か月以内の期間を定めて雇用する者については、危険又は有害な業務に従事する者を除き、教育を省略することができる。

（3）飲食店の事業場においては、「作業手順に関すること」についての教育を省略することができる。

（4）旅館業の事業場においては、「作業開始時の点検に関すること」についての教育を省略することができる。

（5）教育を行ったときは、教育の受講者、科目等の記録を作成し、1年間保存しなければならない。

問 7 ある屋内作業場の床面から4mをこえない部分の容積が 150m^3 であり、かつ、このうちの設備の占める分の容積が 55m^3 であるとき、法令上、常時就業させることのできる最大の労働者数は次のうちどれか。

（1）4人

（2）9人

（3）10 人

（4）15 人

（5）19 人

令和3年4月

問 8 事務室の空気環境の測定又は設備の点検に関する次の記述のうち、法令上、誤っているものはどれか。

（1）燃焼器具を使用するときは、発熱量が著しく少ないものを除き、毎日、異常の有無を点検しなければならない。

（2）事務室において使用する機械による換気のための設備については、2か月以内ごとに1回、定期に、異常の有無を点検しなければならない。

（3）空気調和設備を設けている場合は、その設備内に設けられた排水受けについて、原則として、1か月以内ごとに1回、定期に、その汚れ及び閉塞の状況を点検しなければならない。

（4）中央管理方式の空気調和設備を設けた建築物内の事務室において、空気中の一酸化炭素及び二酸化炭素の含有率については、6か月以内ごとに1回、定期に、測定しなければならない。

（5）事務室の建築、大規模の修繕又は大規模の模様替を行ったときは、その事務室における空気中のホルムアルデヒドの濃度を、その事務室の使用を開始した日以後所定の期間に1回、測定しなければならない。

問 9 労働基準法における労働時間等に関する次の記述のうち、正しいものはどれか。

ただし、労使協定とは、「労働者の過半数で組織する労働組合（その労働組合がない場合は労働者の過半数を代表する者）と使用者との書面による協定」をいうものとする。

（1）1日8時間を超えて労働させることができるのは、時間外労働の労使協定を締結し、これを所轄労働基準監督署長に届け出た場合に限られている。

（2）労働時間に関する規定の適用については、事業場を異にする場合は労働時間を通算しない。

（3）所定労働時間が7時間30分である事業場において、延長する労働時間が1時間であるときは、少なくとも45分の休憩時間を労働時間の途中に与えなければならない。

（4）監視又は断続的労働に従事する労働者であって、所轄労働基準監督署長の許可を受けたものについては、労働時間、休憩及び休日に関する規定は適用されない。

（5）フレックスタイム制の清算期間は、6か月以内の期間に限られる。

問10 労働基準法に定める育児時間に関する次の記述のうち、誤っているものはどれか。

（1）生後満1年を超え、満2年に達しない生児を育てる女性労働者は、育児時間を請求することができる。

（2）育児時間は、必ずしも有給としなくてもよい。

（3）育児時間は、1日2回、1回当たり少なくとも30分の時間を請求することができる。

（4）育児時間を請求しない女性労働者に対しては、育児時間を与えなくてもよい。

（5）育児時間は、育児時間を請求できる女性労働者が請求する時間に与えなければならない。

●労働衛生

問11 事務室内において、空気を外気と入れ換えて二酸化炭素濃度を1,000ppm以下に保った状態で、在室することのできる最大の人数は次のうちどれか。

ただし、外気の二酸化炭素濃度を400ppm、外気と入れ換える空気量を500m^3/h、1人当たりの呼出二酸化炭素量を0.018m^3/hとする。

（1）14人

（2）16人

（3）18人

（4）20人

（5）22人

問12 温熱条件に関する次の記述のうち、誤っているものはどれか。

（1）温度感覚を左右する環境条件は、気温、湿度、気流及びふく射（放射）熱の四つの要素によって決まる。

（2）実効温度は、人の温熱感に基礎を置いた指標で、気温、湿度及び気流の総合効果を温度目盛りで表したものである。

（3）相対湿度は、乾球温度と湿球温度によって求められる。

（4）太陽照射がない場合のＷＢＧＴは、乾球温度と黒球温度から求められる。

（5）ＷＢＧＴ値がその基準値を超えるおそれのあるときには、冷房などによりＷＢＧＴ値を低減すること、代謝率レベルの低い作業に変更することなどの対策が必要である。

問13 照明などの視環境に関する次の記述のうち、誤っているものはどれか。

（1）前方から明かりを取るときは、眼と光源を結ぶ線と視線とで作る角度を40°程度としている。

（2）照明設備については、６か月以内ごとに１回、定期に点検し、汚れなどがあれば清掃又は交換を行っている。

（3）全般照明と局部照明を併用する場合、全般照明による照度は、局部照明による照度の５分の１程度にしている。

（4）照度の単位はルクスで、１ルクスは光度１カンデラの光源から10 m離れた所で、その光の光軸に垂直な１m^2の面が受ける明るさに相当する。

（5）室内の彩色で、明度を高くすると光の反射率が高くなり照度を上げる効果があるが、彩度を高くしすぎると交感神経の緊張により疲労を招きやすい。

問14 厚生労働省の「労働者の心の健康の保持増進のための指針」に基づくメンタルヘルスケアの実施に関する次の記述のうち、適切でないものはどれか。

（1）心の健康については、客観的な測定方法が十分確立しておらず、また、心の健康問題の発生過程には個人差が大きく、そのプロセスの把握が難しいという特性がある。

（2）心の健康づくり計画の実施に当たっては、メンタルヘルス不調を早期に発見する「一次予防」、適切な措置を行う「二次予防」及びメンタルヘルス不調となった労働者の職場復帰支援を行う「三次予防」が円滑に行われるようにする必要がある。

（3）労働者の心の健康は、職場配置、人事異動、職場の組織などの要因によって影響を受けるため、メンタルヘルスケアは、人事労務管理と連携しなければ、適切に進まない場合が多いことに留意する。

（4）労働者の心の健康は、職場のストレス要因のみならず、家庭・個人生活などの職場外のストレス要因の影響を受けている場合も多いことに留意する。

（5）メンタルヘルスケアを推進するに当たって、労働者の個人情報を主治医等の医療職や家族から取得する際には、あらかじめこれらの情報を取得する目的を労働者に明らかにして承諾を得るとともに、これらの情報は労働者本人から提出を受けることが望ましい。

問15 労働者の健康保持増進のために行う健康測定における運動機能検査の項目とその測定種目との組合せとして、誤っているものは次のうちどれか。

（1）筋力 ………………………………………… 握力
（2）柔軟性 ……………………………………… 上体起こし
（3）平衡性 ……………………………………… 閉眼（又は開眼）片足立ち
（4）敏しょう性 ………………………………… 全身反応時間
（5）全身持久性 ………………………………… 最大酸素摂取量

問16 厚生労働省の「情報機器作業における労働衛生管理のためのガイドライン」に関する次の記述のうち、適切でないものはどれか。

（1）ディスプレイ画面上における照度は、500 ルクス以下となるようにしている。

（2）書類上及びキーボード上における照度は、300 ルクス以上となるようにしている。

（3）ディスプレイ画面の位置、前後の傾き、左右の向き等を調整してグレアを防止している。

（4）ディスプレイは、おおむね 30cm 以内の視距離が確保できるようにし、画面の上端を眼の高さよりもやや下になるように設置している。

（5）１日の情報機器作業の作業時間が４時間未満である労働者については、自覚症状を訴える者についてのみ、情報機器作業に係る定期健康診断の対象としている。

問17 出血及び止血法並びにその救急処置に関する次の記述のうち、誤っているものはどれか。

（1）体内の全血液量は、体重の約 13 分の１で、その約３分の１を短時間に失うと生命が危険な状態となる。

（2）傷口が泥で汚れているときは、手際良く水道水で洗い流す。

（3）止血法には、直接圧迫法、間接圧迫法などがあるが、一般人が行う応急手当としては直接圧迫法が推奨されている。

（4）毛細血管性出血は、浅い切り傷のときにみられ、傷口からゆっくり持続的に湧き出るような出血である。

（5）止血帯を施した後、受傷者を医師に引き継ぐまでに 30 分以上かかる場合には、止血帯を施してから 30 分ごとに１～２分間、出血部から血液がにじんでくる程度まで結び目をゆるめる。

問18　一次救命処置に関する次の記述のうち、誤っているものはどれか。

（1）傷病者に反応がある場合は、回復体位をとらせて安静にして、経過を観察する。

（2）一次救命処置は、できる限り単独で行うことは避ける。

（3）口対口人工呼吸は、傷病者の鼻をつまみ、１回の吹き込みに３秒以上かけて傷病者の胸の盛り上がりが見える程度まで吹き込む。

（4）胸骨圧迫は、胸が約５cm沈む強さで、１分間に100～120回のテンポで行う。

（5）ＡＥＤ（自動体外式除細動器）による心電図の自動解析の結果、「ショックは不要です」などのメッセージが流れた場合には、すぐに胸骨圧迫を再開し心肺蘇（そ）生を続ける。

問19　細菌性食中毒に関する次の記述のうち、誤っているものはどれか。

（1）サルモネラ菌による食中毒は、食品に付着した菌が食品中で増殖した際に生じる毒素により発症する。

（2）ボツリヌス菌による毒素は、神経毒である。

（3）黄色ブドウ球菌による毒素は、熱に強い。

（4）腸炎ビブリオ菌は、病原性好塩菌ともいわれる。

（5）セレウス菌及びカンピロバクターは、いずれも細菌性食中毒の原因菌である。

問20 厚生労働省の「職場における腰痛予防対策指針」に基づく、重量物取扱い作業における腰痛予防対策に関する次の記述のうち、誤っているものはどれか。

（1）労働者全員に腰部保護ベルトを使用させる。

（2）取り扱う物の重量をできるだけ明示し、著しく重心の偏っている荷物は、その旨を明示する。

（3）重量物を取り扱うときは、急激な身体の移動をなくし、前屈やひねり等の不自然な姿勢はとらず、かつ、身体の重心の移動を少なくする等、できるだけ腰部に負担をかけない姿勢で行う。

（4）重量物を持ち上げるときには、できるだけ身体を対象物に近づけ、重心を低くするような姿勢をとる。

（5）重量物取扱い作業に常時従事する労働者に対しては、当該作業に配置する際及びその後６か月以内ごとに１回、定期に、医師による腰痛の健康診断を行う。

●労働生理

問21 神経系に関する次の記述のうち、誤っているものはどれか。

（1）神経系を構成する基本的な単位である神経細胞は、通常、１個の細胞体、１本の軸索及び複数の樹状突起から成り、ニューロンともいわれる。

（2）体性神経は、運動及び感覚に関与し、自律神経は、呼吸、循環などに関与する。

（3）大脳の皮質は、神経細胞の細胞体が集まっている灰白質で、感覚、思考などの作用を支配する中枢として機能する。

（4）交感神経系と副交感神経系は、各種臓器において双方の神経線維が分布し、相反する作用を有している。

（5）交感神経系は、身体の機能をより活動的に調節する働きがあり、心拍数を増加させたり、消化管の運動を亢（こう）進する。

問22 肝臓の機能として、誤っているものは次のうちどれか。

（1）コレステロールの合成
（2）尿素の合成
（3）ビリルビンの分解
（4）胆汁の生成
（5）グリコーゲンの合成及び分解

問23 睡眠などに関する次の記述のうち、誤っているものはどれか。

（1）睡眠は、睡眠中の目の動きなどによって、レム睡眠とノンレム睡眠に分類される。
（2）甲状腺ホルモンは、夜間に分泌が上昇するホルモンで、睡眠と覚醒のリズムの調節に関与している。
（3）睡眠と食事は深く関係しているため、就寝直前の過食は、肥満のほか不眠を招くことになる。
（4）夜間に働いた後の昼間に睡眠する場合は、一般に、就寝から入眠までの時間が長くなり、睡眠時間が短縮し、睡眠の質も低下する。
（5）睡眠中には、体温の低下、心拍数の減少などがみられる。

問24 消化器系に関する次の記述のうち、誤っているものはどれか。

（1）三大栄養素のうち糖質はブドウ糖などに、蛋白(たん)質はアミノ酸に、脂肪は脂肪酸とエチレングリコールに、酵素により分解されて吸収される。
（2）無機塩、ビタミン類は、酵素による分解を受けないでそのまま吸収される。
（3）吸収された栄養分は、血液やリンパによって組織に運搬されてエネルギー源などとして利用される。
（4）胃は、塩酸やペプシノーゲンを分泌して消化を助けるが、水分の吸収はほとんど行わない。
（5）小腸は、胃に続く全長６～７ｍの管状の器官で、十二指腸、空腸及び回腸に分けられる。

問25 腎臓又は尿に関する次のAからDの記述について、誤っているものの組合せは（1）～（5）のうちどれか。

A　ネフロン（腎単位）は、尿を生成する単位構造で、１個の腎小体とそれに続く１本の尿細管から成り、１個の腎臓中に約100万個ある。

B　尿の約95％は水分で、約５％が固形物であるが、その成分は全身の健康状態をよく反映するので、尿検査は健康診断などで広く行われている。

C　腎機能が正常な場合、糖はボウマン嚢中に濾し出されないので、尿中には排出されない。

D　腎機能が正常な場合、大部分の蛋白質はボウマン嚢中に濾し出されるが、尿細管でほぼ100％再吸収されるので、尿中にはほとんど排出されない。

（1）A、B
（2）A、C
（3）A、D
（4）B、C
（5）C、D

問26 血液に関する次の記述のうち、正しいものはどれか。

（1）血漿中の蛋白質のうち、アルブミンは血液の浸透圧の維持に関与している。
（2）血漿中の水溶性蛋白質であるフィブリンがフィブリノーゲンに変化する現象が、血液の凝集反応である。
（3）赤血球は、損傷部位から血管外に出ると、血液凝固を促進させる物質を放出する。
（4）血液中に占める白血球の容積の割合をヘマトクリットといい、感染や炎症があると増加する。
（5）血小板は、体内に侵入してきた細菌やウイルスを貪食する働きがある。

問27 感覚又は感覚器に関する次の記述のうち、誤っているものはどれか。

（1）眼軸が短過ぎるために、平行光線が網膜の後方で像を結ぶものを遠視という。

（2）嗅覚と味覚は化学感覚ともいわれ、物質の化学的性質を認知する感覚である。

（3）温度感覚は、皮膚のほか口腔（くう）などの粘膜にも存在し、一般に冷覚の方が温覚よりも鋭敏である。

（4）深部感覚は、内臓の動きや炎症などを感じて、内臓痛を認識する感覚である。

（5）中耳にある鼓室は、耳管によって咽頭に通じており、その内圧は外気圧と等しく保たれている。

問28 抗体に関する次の文中の［　　］内に入れるAからCの語句の組合せとして、適切なものは（1）～（5）のうちどれか。

「抗体とは、体内に入ってきた［A］に対して［B］免疫において作られる［C］と呼ばれる蛋（たん）白質のことで、［A］に特異的に結合し、［A］の働きを抑える働きがある。」

	A	B	C
（1）	化学物質	体液性	アルブミン
（2）	化学物質	細胞性	免疫グロブリン
（3）	抗原	体液性	アルブミン
（4）	抗原	体液性	免疫グロブリン
（5）	抗原	細胞性	アルブミン

問29 代謝に関する次の記述のうち、正しいものはどれか。

（1）代謝において、細胞に取り入れられた体脂肪、グリコーゲンなどが分解されてエネルギーを発生し、ＡＴＰが合成されることを同化という。

（2）代謝において、体内に摂取された栄養素が、種々の化学反応によって、ＡＴＰに蓄えられたエネルギーを用いて、細胞を構成する蛋白質などの生体に必要な物質に合成されることを異化という。

（3）基礎代謝は、心臓の拍動、呼吸運動、体温保持などに必要な代謝で、基礎代謝量は、覚醒、横臥、安静時の測定値で表される。

（4）エネルギー代謝率は、一定時間中に体内で消費された酸素と排出された二酸化炭素の容積比で表される。

（5）エネルギー代謝率は、生理的負担だけでなく、精神的及び感覚的な側面をも考慮した作業強度を表す指標としても用いられる。

問30 筋肉に関する次の記述のうち、正しいものはどれか。

（1）横紋筋は、骨に付着して身体の運動の原動力となる筋肉で意志によって動かすことができるが、平滑筋は、心筋などの内臓に存在する筋肉で意志によって動かすことができない。

（2）筋肉は神経からの刺激によって収縮するが、神経より疲労しにくい。

（3）荷物を持ち上げたり、屈伸運動を行うときは、筋肉が長さを変えずに外力に抵抗して筋力を発生させる等尺性収縮が生じている。

（4）強い力を必要とする運動を続けていると、筋肉を構成する個々の筋線維の太さは変わらないが、その数が増えることによって筋肉が太くなり筋力が増強する。

（5）筋肉自体が収縮して出す最大筋力は、筋肉の断面積 $1\,cm^2$ 当たりの平均値をとると、性差や年齢差がほとんどない。

第２種衛生管理者

令和２年10月公表試験問題

〔注意事項〕

1　解答方法

(1)　解答は、別の解答用紙に記入（マーク）してください。

(2)　使用できる鉛筆（シャープペンシル可）は、「HB」又は「B」です。

ボールペン、サインペンなどは使用できません。

(3)　解答用紙は、機械で採点しますので、折ったり、曲げたり、汚したりしないでください。

(4)　解答を訂正するときは、消しゴムできれいに消してから書き直してください。

(5)　問題は、五肢択一式で、正答は一問につき一つだけです。二つ以上に記入（マーク）したもの、判読が困難なものは、得点としません。

(6)　計算、メモなどは、解答用紙に書かずに試験問題の余白を利用してください。

2　受験票には、何も記入しないでください。

3　試験時間は３時間で、試験問題は問１～問30です。

「労働生理」の免除者の試験時間は２時間15分で、試験問題は問１～問20です。

4　試験開始後、１時間以内は退室できません。

試験時間終了前に退室するときは、着席のまま無言で手を上げてください。

試験監督員が席まで伺います。

なお、退室した後は、再び試験室に入ることはできません。

5　試験問題は、持ち帰ることはできません。受験票は、お持ち帰りください。

●関係法令

問 1　事業場の衛生管理体制に関する次の記述のうち、法令上、正しいものはどれか。

ただし、衛生管理者及び産業医の選任の特例はないものとする。

(1) 衛生管理者を選任したときは、遅滞なく、所定の様式による報告書を、所轄労働基準監督署長に提出しなければならない。

(2) 常時 2,000 人を超え 3,000 人以下の労働者を使用する事業場では、4 人の衛生管理者を選任しなければならない。

(3) 常時 50 人以上の労働者を使用する警備業の事業場では、第二種衛生管理者免許を有する者のうちから衛生管理者を選任することができない。

(4) 常時 800 人以上の労働者を使用する事業場では、その事業場に専属の産業医を選任しなければならない。

(5) 常時 300 人を超え 500 人未満の労働者を使用し、そのうち、深夜業を含む業務に常時 100 人の労働者を従事させる事業場では、衛生工学衛生管理者の免許を受けた者のうちから衛生管理者を選任しなければならない。

問 2　事業者が衛生管理者に管理させるべき業務として、法令上、誤っているものは次のうちどれか。

ただし、次のそれぞれの業務のうち衛生に係る技術的事項に限るものとする。

(1) 安全衛生に関する方針の表明に関すること。

(2) 労働者の健康管理等について、事業者に対して行う必要な勧告に関すること。

(3) 安全衛生に関する計画の作成、実施、評価及び改善に関すること。

(4) 労働災害の原因の調査及び再発防止対策に関すること。

(5) 健康診断の実施その他健康の保持増進のための措置に関すること。

問 3 労働安全衛生規則に基づく医師による健康診断について、法令に違反しているものは次のうちどれか。

(1) 雇入時の健康診断において、医師による健康診断を受けた後3か月を経過しない者が、その健康診断結果を証明する書面を提出したときは、その健康診断の項目に相当する項目を省略している。

(2) 雇入時の健康診断の項目のうち、聴力の検査は、35歳及び40歳の者並びに45歳以上の者に対しては、1,000Hz及び4,000Hzの音について行っているが、その他の者に対しては、医師が適当と認めるその他の方法により行っている。

(3) 深夜業を含む業務に常時従事する労働者に対し、6か月以内ごとに1回、定期に、健康診断を行っているが、胸部エックス線検査については、1年以内ごとに1回、定期に、行っている。

(4) 事業場において実施した定期健康診断の結果、健康診断項目に異常所見があると診断された労働者については、健康を保持するために必要な措置について、健康診断が行われた日から3か月以内に、医師から意見聴取を行っている。

(5) 常時50人の労働者を使用する事業場において、定期健康診断の結果については、遅滞なく、所轄労働基準監督署長に報告を行っているが、雇入時の健康診断の結果については報告を行っていない。

問 4　衛生委員会に関する次の記述のうち、法令上、正しいものはどれか。

(1) 衛生委員会の議長は、衛生管理者である委員のうちから、事業者が指名しなければならない。

(2) 衛生委員会の議長を除く全委員は、事業場に労働者の過半数で組織する労働組合がないときは、労働者の過半数を代表する者の推薦に基づき指名しなければならない。

(3) 衛生管理者として選任しているが事業場に専属ではない労働衛生コンサルタントを、衛生委員会の委員として指名することはできない。

(4) 当該事業場の労働者で、衛生に関し経験を有するものを衛生委員会の委員として指名することができる。

(5) 作業環境測定を作業環境測定機関に委託している場合、衛生委員会の委員として、当該機関に所属する作業環境測定士を指名しなければならない。

問 5　労働安全衛生法に基づく心理的な負担の程度を把握するための検査（以下「ストレスチェック」という。）の結果に基づき実施する面接指導に関する次の記述のうち、正しいものはどれか。

(1) 面接指導を行う医師として、当該事業場の産業医を指名しなければならない。

(2) 面接指導の結果は、健康診断個人票に記載しなければならない。

(3) 労働者に対するストレスチェックの事項は、「職場における当該労働者の心理的な負担の原因」、「当該労働者の心理的な負担による心身の自覚症状」及び「職場における他の労働者による当該労働者への支援」に関する項目である。

(4) 面接指導の対象となる要件に該当する労働者から申出があったときは、申出の日から3か月以内に、面接指導を行わなければならない。

(5) ストレスチェックと面接指導の実施状況について、面接指導を受けた労働者数が50人以上の場合に限り、労働基準監督署長へ報告しなければならない。

問 6 雇入れ時の安全衛生教育における次のＡからＤの教育事項について、法令上、医療業の事業場において省略できるものの組合せは（1）～（5）のうちどれか。

Ａ　従事させる業務に関して発生するおそれのある疾病の原因及び予防に関すること。

Ｂ　作業開始時の点検に関すること。

Ｃ　整理、整頓及び清潔の保持に関すること。

Ｄ　作業手順に関すること。

(1) A，B
(2) A，C
(3) B，C
(4) B，D
(5) C，D

問 7 事業場の建築物、施設等に関する措置について、労働安全衛生規則の衛生基準に違反しているものは次のうちどれか。

(1) 常時 50 人の労働者を就業させている屋内作業場の気積が、設備の占める容積及び床面から 4m を超える高さにある空間を除き 400m^3 となっている。

(2) ねずみ、昆虫等の発生場所、生息場所及び侵入経路並びにねずみ、昆虫等による被害の状況について、6 か月以内ごとに 1 回、定期に、統一的に調査を実施し、その調査結果に基づき、必要な措置を講じている。

(3) 常時男性 5 人と女性 25 人の労働者が就業している事業場で、女性用の臥(が)床できる休養室を設けているが、男性用には、休養室の代わりに休憩設備を利用させている。

(4) 事業場に附属する食堂の床面積を、食事の際の 1 人について、1.1m^2 となるようにしている。

(5) 労働者を常時就業させる場所の作業面の照度を、精密な作業については 750 ルクス、粗な作業については 200 ルクスとしている。

問 8 事務室の設備の定期的な点検等に関する次の記述のうち、法令上、正しいものはどれか。

(1) 中央管理方式の空気調和設備を設けている建築物の事務室については、6か月以内ごとに1回、定期に、空気中の一酸化炭素及び二酸化炭素の含有率を測定しなければならない。

(2) 機械による換気のための設備については、2か月以内ごとに1回、定期に、異常の有無を点検しなければならない。

(3) 燃焼器具を使用するときは、発熱量が著しく少ないものを除き、1か月以内ごとに1回、定期に、異常の有無を点検しなければならない。

(4) 空気調和設備内に設けられた排水受けについては、原則として、2か月以内ごとに1回、定期に、その汚れ及び閉塞の状況を点検しなければならない。

(5) 空気調和設備の加湿装置については、原則として、2か月以内ごとに1回、定期に、その汚れの状況を点検しなければならない。

問 9 労働基準法における労働時間等に関する次の記述のうち、正しいものはどれか。

ただし、労使協定とは、「労働者の過半数で組織する労働組合（その労働組合がない場合は労働者の過半数を代表する者）と使用者との書面による協定」をいうものとする。

(1) 1日8時間を超えて労働させることができるのは、時間外労働の労使協定を締結し、これを所轄労働基準監督署長に届け出た場合に限られている。

(2) 労働時間に関する規定の適用については、事業場を異にする場合は労働時間を通算しない。

(3) 所定労働時間が7時間30分である事業場において、延長する労働時間が1時間であるときは、少なくとも45分の休憩時間を労働時間の途中に与えなければならない。

(4) 監視又は断続的労働に従事する労働者であって、所轄労働基準監督署長の許可を受けたものについては、労働時間、休憩及び休日に関する規定は適用されない。

(5) フレックスタイム制の清算期間は、6か月以内の期間に限られる。

問10 労働基準法に定める育児時間に関する次の記述のうち、誤っているものはどれか。

(1) 生後満1年を超え、満2年に達しない生児を育てる女性労働者は、育児時間を請求することができる。

(2) 育児時間は、必ずしも有給としなくてもよい。

(3) 育児時間は、1日2回、1回当たり少なくとも30分の時間を請求することができる。

(4) 育児時間を請求しない女性労働者に対しては、育児時間を与えなくてもよい。

(5) 育児時間中は、育児時間を請求した女性労働者を使用してはならない。

●労働衛生

問11 事務室における必要換気量Q（m^3/h）を算出する式として、正しいものは（1）～（5）のうちどれか。

ただし、AからDは次のとおりとする。

A　室内二酸化炭素濃度の測定値（%）

B　室内二酸化炭素基準濃度（%）

C　外気の二酸化炭素濃度（%）

D　在室者全員が1時間に呼出する二酸化炭素量（m^3/h）

(1) $Q = \frac{D}{A-B} \times 100$

(2) $Q = \frac{D}{A-C} \times 100$

(3) $Q = \frac{D}{B-C} \times 100$

(4) $Q = \frac{D}{A-B} \times 1{,}000{,}000$

(5) $Q = \frac{D}{B-C} \times 1{,}000{,}000$

令和2年10月

問12 暑熱環境の程度を示すWBGTに関する次の記述のうち、誤っているものはどれか。

(1) WBGTは、気温、湿度及び気流の三つの要素から暑熱環境の程度を示す指標として用いられ、その単位は気温と同じ℃で表される。

(2) WBGTには、基準値が定められており、WBGT値がWBGT基準値を超えている場合は、熱中症にかかるリスクが高まっていると判断される。

(3) 屋内の場合及び屋外で太陽照射のない場合は、WBGT値は自然湿球温度及び黒球温度の値から算出される。

(4) WBGT基準値は、身体に対する負荷が大きな作業の方が、負荷が小さな作業より小さな値となる。

(5) WBGT基準値は、熱に順化している人に用いる値の方が、熱に順化していない人に用いる値より大きな値となる。

問13 照明などの視環境に関する次の記述のうち、誤っているものはどれか。

(1) 前方から明かりを取るときは、眼と光源を結ぶ線と視線とで作る角度が、40°程度になるようにしている。

(2) あらゆる方向から同程度の明るさの光がくると、見るものに影ができなくなり、立体感がなくなってしまうことがある。

(3) 全般照明と局部照明を併用する場合、全般照明による照度は、局部照明による照度の5分の1程度になるようにしている。

(4) 照度の単位はルクスで、1ルクスは光度1カンデラの光源から10m離れた所で、その光に直角な面が受ける明るさに相当する。

(5) 室内の彩色で、明度を高くすると光の反射率が高くなり照度を上げる効果があるが、彩度を高くしすぎると交感神経の緊張を招きやすく、長時間にわたる場合は疲労を招きやすい。

問14 厚生労働省の「労働者の心の健康の保持増進のための指針」に基づくメンタルヘルスケアの実施に関する次の記述のうち、適切でないものはどれか。

(1) 心の健康については、客観的な測定方法が十分確立しておらず、また、心の健康問題の発生過程には個人差が大きく、そのプロセスの把握が難しいという特性がある。

(2) 心の健康づくり計画の実施に当たっては、メンタルヘルス不調を早期に発見する「一次予防」、適切な措置を行う「二次予防」及びメンタルヘルス不調となった労働者の職場復帰支援を行う「三次予防」が円滑に行われるようにする必要がある。

(3) 労働者の心の健康は、職場配置、人事異動、職場の組織などの要因によって影響を受けるため、メンタルヘルスケアは、人事労務管理と連携しなければ、適切に進まない場合が多いことに留意する。

(4)「セルフケア」、「ラインによるケア」、「事業場内産業保健スタッフ等によるケア」及び「事業場外資源によるケア」の四つのケアを継続的かつ計画的に行う。

(5) メンタルヘルスケアを推進するに当たって、労働者の個人情報を主治医等の医療職や家族から取得する際には、あらかじめこれらの情報を取得する目的を労働者に明らかにして承諾を得るとともに、これらの情報は労働者本人から提出を受けることが望ましい。

問15 メタボリックシンドローム診断基準に関する次の文中の[　　]内に入れるAからCの語句又は数値の組合せとして、正しいものは（1）〜（5）のうちどれか。

「日本人のメタボリックシンドローム診断基準で、腹部肥満（[A]脂肪の蓄積）とされるのは、腹囲が男性では[B]cm 以上、女性では[C]cm 以上の場合である。」

	A	B	C
(1)	内臓	85	90
(2)	内臓	90	85
(3)	皮下	85	90
(4)	皮下	90	85
(5)	体	95	90

問16 厚生労働省の「職場における腰痛予防対策指針」に基づく腰痛予防対策に関する次の記述のうち、正しいものはどれか。

(1) 腰部保護ベルトは、全員に使用させるようにする。

(2) 重量物取扱い作業の場合、満18歳以上の男子労働者が人力のみで取り扱う物の重量は、体重のおおむね50%以下となるようにする。

(3) 重量物取扱い作業に常時従事する労働者に対しては、当該作業に配置する際及びその後1年以内ごとに1回、定期に、医師による腰痛の健康診断を行う。

(4) 立ち作業の場合は、身体を安定に保持するため、床面は弾力性のない硬い素材とし、クッション性のない作業靴を使用する。

(5) 腰掛け作業の場合の作業姿勢は、椅子に深く腰を掛けて、背もたれで体幹を支え、履物の足裏全体が床に接する姿勢を基本とする。

問17　虚血性心疾患に関する次の記述のうち、誤っているものはどれか。

(1) 虚血性心疾患は、門脈による心筋への血液の供給が不足したり途絶えることにより起こる心筋障害である。
(2) 虚血性心疾患発症の危険因子には、高血圧、喫煙、脂質異常症などがある。
(3) 虚血性心疾患は、心筋の一部分に可逆的虚血が起こる狭心症と、不可逆的な心筋壊死が起こる心筋梗塞とに大別される。
(4) 心筋梗塞では、突然激しい胸痛が起こり、「締め付けられるように痛い」、「胸が苦しい」などの症状が長時間続き、1時間以上になることもある。
(5) 狭心症の痛みの場所は、心筋梗塞とほぼ同じであるが、その発作が続く時間は、通常数分程度で、長くても15分以内におさまることが多い。

問18　一次救命処置に関する次の記述のうち、正しいものはどれか。

(1) 呼吸を確認して普段どおりの息（正常な呼吸）がない場合や約1分間観察しても判断できない場合は、心肺停止とみなし、心肺蘇生を開始する。
(2) 心肺蘇生は、胸骨圧迫のみではなく、必ず胸骨圧迫と人工呼吸を組み合わせて行う。
(3) 胸骨圧迫は、胸が約5cm沈む強さで胸骨の下半分を圧迫し、1分間に少なくとも60回のテンポで行う。
(4) 気道が確保されていない状態で人工呼吸を行うと、吹き込んだ息が胃に流入し、胃が膨張して内容物が口の方に逆流し気道閉塞を招くことがある。
(5) 口対口人工呼吸は、傷病者の鼻をつまみ、1回の吹き込みに3秒以上かけて行う。

問19 食中毒に関する次の記述のうち、誤っているものはどれか。

(1) サルモネラ菌による食中毒は、食品に付着した菌が食品中で増殖した際に生じる毒素により発症する。
(2) ボツリヌス菌による毒素は、神経毒である。
(3) 黄色ブドウ球菌による毒素は、熱に強い。
(4) 腸炎ビブリオ菌は、病原性好塩菌ともいわれる。
(5) ウェルシュ菌、セレウス菌及びカンピロバクターは、いずれも細菌性食中毒の原因菌である。

問20 出血及び止血法に関する次の記述のうち、誤っているものはどれか。

(1) 体内の全血液量は、体重の13分の1程度で、その約3分の1を短時間に失うと生命が危険な状態となる。
(2) 動脈性出血は、鮮紅色を呈する拍動性の出血で、出血量が多いため、早急に、細いゴムひもなどを止血帯として用いて止血する。
(3) 静脈性出血は、傷口からゆっくり持続的に湧き出るような出血で、通常、直接圧迫法で止血する。
(4) 内出血は、胸腔(くう)、腹腔などの体腔内や皮下などの軟部組織への出血で、血液が体外に流出しないものである。
(5) 間接圧迫法は、出血部位より心臓に近い部位の動脈を圧迫する方法で、それぞれの部位の止血点を指で骨に向けて強く圧迫するのがコツである。

●労働生理

問21 次のうち、正常値に男女による差がないとされているものはどれか。

(1) 赤血球数
(2) ヘモグロビン量
(3) 白血球数
(4) 基礎代謝量
(5) ヘマトクリット値

問22 心臓の働きと血液の循環に関する次の記述のうち、誤っているものはどれか。

(1) 心臓の中にある洞結節（洞房結節）で発生した刺激が、刺激伝導系を介して心筋に伝わることにより、心臓は規則正しく収縮と拡張を繰り返す。

(2) 体循環は、左心室から大動脈に入り、毛細血管を経て静脈血となり右心房に戻ってくる血液の循環である。

(3) 肺循環は、右心室から肺静脈を経て肺の毛細血管に入り、肺動脈を通って左心房に戻る血液の循環である。

(4) 心臓の拍動は、自律神経の支配を受けている。

(5) 大動脈及び肺静脈を流れる血液は、酸素に富む動脈血である。

問23 呼吸に関する次の記述のうち、誤っているものはどれか。

(1) 呼吸運動は、横隔膜、肋（ろっ）間筋などの呼吸筋が収縮と弛（し）緩をすることにより行われる。

(2) 胸腔（くう）の容積が増し、内圧が低くなるにつれ、鼻腔、気管などの気道を経て肺内へ流れ込む空気が吸気である。

(3) 肺胞内の空気と肺胞を取り巻く毛細血管中の血液との間で行われるガス交換を外呼吸という。

(4) 通常の呼吸の場合の呼気には、酸素が約16%、二酸化炭素が約4%含まれる。

(5) 身体活動時には、血液中の窒素分圧の上昇により呼吸中枢が刺激され、1回換気量及び呼吸数が増加する。

問24　消化器系に関する次の記述のうち、誤っているものはどれか。

(1) 三大栄養素のうち、糖質はブドウ糖などに、蛋白質はアミノ酸に、脂肪は脂肪酸とグリセリンに、酵素により分解され、吸収される。

(2) 無機塩及びビタミン類は、酵素による分解を受けないでそのまま吸収される。

(3) 胆汁はアルカリ性で、蛋白質を分解するトリプシンなどの消化酵素を含んでいる。

(4) 胃は、塩酸やペプシノーゲンを分泌して消化を助けるが、水分の吸収はほとんど行わない。

(5) 吸収された栄養分は、血液やリンパによって組織に運搬されてエネルギー源などとして利用される。

問25　体温調節に関する次の記述のうち、正しいものはどれか。

(1) 寒冷な環境においては、皮膚の血管が拡張して血流量を増し、皮膚温を上昇させる。

(2) 暑熱な環境においては、内臓の血流量が増加し体内の代謝活動が亢進することにより、人体からの熱の放散が促進される。

(3) 体温調節のように、外部環境が変化しても身体内部の状態を一定に保つ生体の仕組みを同調性といい、筋肉と神経系により調整されている。

(4) 体温調節中枢は、小脳にあり、熱の産生と放散とのバランスを維持し体温を一定に保つよう機能している。

(5) 熱の放散は、ふく射（放射）、伝導、蒸発などの物理的な過程で行われ、蒸発によるものには、発汗と不感蒸泄がある。

問26　腎臓又は尿に関する次のＡからＤの記述について、誤っているものの組合せは（1）～（5）のうちどれか。

Ａ　ネフロン（腎単位）は、尿を生成する単位構造で、１個の腎小体とそれに続く１本の尿細管から成り、１個の腎臓中に約100万個ある。

Ｂ　尿の約95％は水分で、約５％が固形物であるが、その成分は全身の健康状態をよく反映するので、尿検査は健康診断などで広く行われている。

Ｃ　腎機能が正常な場合、糖はボウマン嚢（のう）中に濾（こ）し出されないので尿中には排出されない。

Ｄ　腎機能が正常な場合、大部分の蛋（たん）白質はボウマン嚢中に濾し出されるが、尿細管でほぼ100％再吸収されるので、尿中にはほとんど排出されない。

(1) A, B
(2) A, C
(3) A, D
(4) B, C
(5) C, D

問27　筋肉に関する次の記述のうち、正しいものはどれか。

(1) 横紋筋は、骨に付着して身体の運動の原動力となる筋肉で意志によって動かすことができるが、平滑筋は、心筋などの内臓に存在する筋肉で意志によって動かすことができない。
(2) 筋肉は神経からの刺激によって収縮するが、神経より疲労しにくい。
(3) 荷物を持ち上げたり、屈伸運動を行うときは、筋肉が長さを変えずに外力に抵抗して筋力を発生させる等尺性収縮が生じている。
(4) 強い力を必要とする運動を続けていると、筋肉を構成する個々の筋線維の太さは変わらないが、その数が増えることによって筋肉が太くなり筋力が増強する。
(5) 筋肉は、収縮しようとする瞬間に最も大きい力を出す。

問28 耳とその機能に関する次の記述のうち、誤っているものはどれか。

(1) 耳は、聴覚と平衡感覚をつかさどる器官で、外耳、中耳及び内耳の三つの部位に分けられる。

(2) 耳介で集められた音は、鼓膜を振動させ、その振動は耳小骨によって増幅され、内耳に伝えられる。

(3) 内耳は、前庭、半規管及び蝸(か)牛の三つの部位からなり、前庭と半規管が平衡感覚、蝸牛が聴覚を分担している。

(4) 前庭は、体の回転の方向や速度を感じ、半規管は、体の傾きの方向や大きさを感じる。

(5) 鼓室は、耳管によって咽頭に通じており、その内圧は外気圧と等しく保たれている。

問29 睡眠などに関する次の記述のうち、誤っているものはどれか。

(1) 睡眠は、睡眠中の目の動きなどによって、レム睡眠とノンレム睡眠に分類される。

(2) 甲状腺ホルモンは、夜間に分泌が上昇するホルモンで、睡眠と覚醒のリズムの調節に関与している。

(3) 睡眠と食事は深く関係しているため、就寝直前の過食は、肥満のほか不眠を招くことになる。

(4) 夜間に働いた後の昼間に睡眠する場合は、一般に、就寝から入眠までの時間が長くなり、睡眠時間が短縮し、睡眠の質も低下する。

(5) 睡眠中には、体温の低下、心拍数の減少などがみられる。

問30 ヒトのホルモン、その内分泌器官及びそのはたらきの組合せとして、誤っているものは次のうちどれか。

	ホルモン	内分泌器官	はたらき
(1)	コルチゾール	副腎皮質	血糖量の増加
(2)	アルドステロン	副腎皮質	血中の塩類バランスの調節
(3)	パラソルモン	副腎髄質	血糖量の増加
(4)	インスリン	膵(すい)臓	血糖量の減少
(5)	メラトニン	松果体	睡眠の促進

第２種衛生管理者

令和２年４月公表試験問題

〔注意事項〕

1　解答方法

(1)　解答は、別の解答用紙に記入（マーク）してください。

(2)　使用できる鉛筆（シャープペンシル可）は、「HB」又は「B」です。
ボールペン、サインペンなどは使用できません。

(3)　解答用紙は、機械で採点しますので、折ったり、曲げたり、汚したりしないでください。

(4)　解答を訂正するときは、消しゴムできれいに消してから書き直してください。

(5)　問題は、五肢択一式で、正答は一問につき一つだけです。二つ以上に記入（マーク）したもの、判読が困難なものは、得点としません。

(6)　計算、メモなどは、解答用紙に書かずに試験問題の余白を利用してください。

2　受験票には、何も記入しないでください。

3　試験時間は３時間で、試験問題は問１～問30です。
「労働生理」の免除者の試験時間は２時間15分で、試験問題は問１～問20です。

4　試験開始後、１時間以内は退室できません。
試験時間終了前に退室するときは、着席のまま無言で手を上げてください。
試験監督員が席まで伺います。
なお、退室した後は、再び試験室に入ることはできません。

5　試験問題は、持ち帰ることはできません。受験票は、お持ち帰りください。

●関係法令

問 1 事業場の衛生管理体制に関する次の記述のうち、法令上、正しいものはどれか。

ただし、衛生管理者及び産業医の選任の特例はないものとする。

(1) 衛生管理者を選任したときは、遅滞なく、所定の様式による報告書を、所轄労働基準監督署長に提出しなければならない。

(2) 常時 2,000 人を超え 3,000 人以下の労働者を使用する事業場では、4 人の衛生管理者を選任しなければならない。

(3) 常時 50 人以上の労働者を使用する警備業の事業場では、第二種衛生管理者免許を有する者のうちから衛生管理者を選任することができない。

(4) 常時 800 人以上の労働者を使用する事業場では、その事業場に専属の産業医を選任しなければならない。

(5) 常時 300 人を超え 500 人未満の労働者を使用し、そのうち、深夜業を含む業務に常時 100 人の労働者を従事させる事業場では、衛生工学衛生管理者の免許を受けた者のうちから衛生管理者を選任しなければならない。

問 2 常時使用する労働者数が 300 人で、次の業種に属する事業場のうち、法令上、総括安全衛生管理者の選任が義務付けられていない業種はどれか。

(1) 通信業

(2) 各種商品小売業

(3) 旅館業

(4) ゴルフ場業

(5) 医療業

問 3 労働安全衛生規則に基づく医師による健康診断について、法令に違反しているものは次のうちどれか。

(1) 雇入時の健康診断において、医師による健康診断を受けた後3か月を経過しない者が、その健康診断結果を証明する書面を提出したときは、その健康診断の項目に相当する項目を省略している。

(2) 雇入時の健康診断の項目のうち、聴力の検査は、35歳及び40歳の者並びに45歳以上の者に対しては、1,000Hz及び4,000Hzの音について行っているが、その他の年齢の者に対しては、医師が適当と認めるその他の方法により行っている。

(3) 深夜業を含む業務に常時従事する労働者に対し、6か月以内ごとに1回、定期に、健康診断を行っているが、胸部エックス線検査は、1年以内ごとに1回、定期に、行っている。

(4) 事業場において実施した定期健康診断の結果、健康診断項目に異常所見があると診断された労働者については、健康を保持するために必要な措置について、健康診断が行われた日から3か月以内に、医師から意見聴取を行っている。

(5) 常時50人の労働者を使用する事業場において、定期健康診断の結果については、遅滞なく、所轄労働基準監督署長に報告を行っているが、雇入時の健康診断の結果については報告を行っていない。

問 4　衛生委員会に関する次の記述のうち、法令上、正しいものはどれか。

(1) 衛生委員会の議長は、衛生管理者である委員のうちから、事業者が指名しなければならない。
(2) 衛生委員会の議長を除く全委員は、事業場に労働者の過半数で組織する労働組合がないときは、労働者の過半数を代表する者の推薦に基づき指名しなければならない。
(3) 衛生管理者として選任しているが事業場に専属ではない労働衛生コンサルタントを、衛生委員会の委員として指名することはできない。
(4) 当該事業場の労働者で、衛生に関し経験を有するものを衛生委員会の委員として指名することができる。
(5) 衛生委員会は、毎月1回以上開催するようにし、重要な議事に係る記録を作成して、これを5年間保存しなければならない。

問 5　事務室の空気環境の調整に関する次の文中の［　　］内に入れるA及びBの数値の組合せとして、法令上、正しいものは（1）～（5）のうちどれか。

「①　空気調和設備又は機械換気設備を設けている場合は、室に供給される空気が、1気圧、温度25℃とした場合の当該空気中に占める二酸化炭素の含有率が100万分の［A］以下となるように、当該設備を調整しなければならない。
②　①の設備により室に流入する空気が、特定の労働者に直接、継続して及ばないようにし、かつ、室の気流を［B］m/s以下としなければならない。」

	A	B
(1)	1,000	0.3
(2)	1,000	0.5
(3)	2,000	0.5
(4)	5,000	0.3
(5)	5,000	0.5

問 6 雇入れ時の安全衛生教育に関する次の記述のうち、法令上、誤っているものはどれか。

(1) 1か月以内の期間を定めて雇用するパートタイム労働者についても、教育を行わなければならない。

(2) 教育事項の全部又は一部に関し十分な知識及び技能を有していると認められる労働者については、当該事項についての教育を省略することができる。

(3) 金融業の事業場においては、教育事項のうち、「整理、整頓及び清潔の保持に関すること」については省略することができない。

(4) 旅館業の事業場においては、教育事項のうち、「作業手順に関すること」については省略することができる。

(5) 警備業の事業場においては、教育事項のうち、「作業開始時の点検に関すること」については省略することができる。

問 7 労働安全衛生法に基づく心理的な負担の程度を把握するための検査について、医師及び保健師以外の検査の実施者として、次のAからDの者のうち正しいものの組合せは（1）～（5）のうちどれか。

ただし、実施者は、法定の研修を修了した者とする。

A　産業カウンセラー

B　看護師

C　衛生管理者

D　精神保健福祉士

(1) A，B

(2) A，D

(3) B，C

(4) B，D

(5) C，D

問 8 事務所衛生基準規則に基づく設備の点検、清掃等に関する次の記述のうち、誤っているものはどれか。

(1) 燃焼器具を使用するときは、発熱量が著しく少ないものを除き、毎日、異常の有無を点検しなければならない。

(2) 事務室において使用する機械による換気のための設備については、2か月以内ごとに1回、定期に、異常の有無を点検しなければならない。

(3) 空気調和設備を設けている場合は、その設備内に設けられた排水受けについて、原則として、1か月以内ごとに1回、定期に、その汚れ及び閉塞の状況を点検し、必要に応じ、その清掃等を行わなければならない。

(4) 中央管理方式の空気調和設備を設けている建築物の事務室については、6か月以内ごとに1回、定期に、空気中の一酸化炭素及び二酸化炭素の含有率を測定しなければならない。

(5) 事務室の建築、大規模の修繕又は大規模の模様替を行ったときは、その事務室における空気中のホルムアルデヒドの濃度を、その事務室の使用開始後所定の期間に1回、測定しなければならない。

問 9 労働基準法に定める育児時間に関する次の記述のうち、誤っているものはどれか。

(1) 生後満1年を超え、満2年に達しない生児を育てる女性労働者は、育児時間を請求することができる。

(2) 育児時間は、必ずしも有給としなくてもよい。

(3) 育児時間は、1日2回、1回当たり少なくとも30分の時間を請求することができる。

(4) 育児時間を請求しない女性労働者に対しては、育児時間を与えなくてもよい。

(5) 育児時間は、育児時間を請求することができる女性労働者が請求する時間に与えなければならない。

問10 常時10人以上の労働者を使用する事業場において、労働基準法に基づく妊産婦に関する次の記述のうち、誤っているものはどれか。

ただし、労使協定とは、「労働者の過半数で組織する労働組合（その労働組合がない場合は労働者の過半数を代表する者）と使用者との書面による協定」をいい、また、管理監督者等とは、「監督又は管理の地位にある者等、労働時間、休憩及び休日に関する規定の適用除外者」をいうものとする。

(1) 時間外・休日労働に関する労使協定を締結し、これを所轄労働基準監督署長に届け出ている場合であって、妊産婦が請求した場合には、管理監督者等の場合を除き、時間外・休日労働をさせてはならない。

(2) 1か月単位の変形労働時間制を採用している場合であって、妊産婦が請求した場合には、管理監督者等の場合を除き、1週40時間、1日8時間を超えて労働させてはならない。

(3) フレックスタイム制を採用している場合には、1週40時間、1日8時間を超えて労働させることができる。

(4) 1年単位の変形労働時間制を採用している場合であって、妊産婦が請求した場合には、管理監督者等の場合を除き、1週40時間、1日8時間を超えて労働させてはならない。

(5) 妊産婦が請求した場合には、管理監督者等の場合を除き、深夜業をさせてはならない。

●労働衛生

問11 事務室における必要換気量Q（m^3/h）を算出する式として、正しいものは（1）～（5）のうちどれか。

ただし、AからDは次のとおりとする。

A　室内二酸化炭素濃度の測定値（ppm）

B　室内二酸化炭素基準濃度（ppm）

C　外気の二酸化炭素濃度（ppm）

D　在室者全員が1時間に呼出する二酸化炭素量（m^3/h）

(1) $Q = \frac{D}{A-B} \times 100$

(2) $Q = \frac{D}{A-C} \times 100$

(3) $Q = \frac{D}{B-C} \times 100$

(4) $Q = \frac{D}{A-B} \times 1{,}000{,}000$

(5) $Q = \frac{D}{B-C} \times 1{,}000{,}000$

問12 照明、採光などに関する次の記述のうち、誤っているものはどれか。

(1) 1ルクス（lx）は、1カンデラ（cd）の光源から、1m離れた所において、光軸に垂直な面が受ける明るさをいう。

(2) 全般照明と局部照明を併用する場合、全般照明による照度は、局部照明による照度の5分の1程度としている。

(3) 前方から明かりを取るときは、まぶしさをなくすため、眼と光源を結ぶ線と視線とがなす角度が、40°程度になるように光源の位置を決めている。

(4) 照明設備は、1年以内ごとに1回、定期に点検し、異常があれば電球の交換などを行っている。

(5) 部屋の彩色として、目の高さ以下は、まぶしさを防ぎ安定感を出すために濁色とし、目より上方の壁や天井は、明るい色を用いるとよい。

問13 WBGT（湿球黒球温度）に関する次の文中の［　］内に入れるAからCの語句の組合せとして，正しいものは（1）～（5）のうちどれか。

「WBGTは，労働環境において作業者が受ける暑熱環境による熱ストレスの評価を行う簡便な指標で，その値は次の式により算出される。

屋外で太陽照射のある場合：

WBGT＝0.7×［A］＋0.2×［B］＋0.1×［C］

屋内の場合又は屋外で太陽照射のない場合：

WBGT＝0.7×［A］＋0.3×［B］」

	A	B	C
(1)	自然湿球温度	黒球温度	乾球温度
(2)	自然湿球温度	乾球温度	黒球温度
(3)	乾球温度	黒球温度	自然湿球温度
(4)	乾球温度	自然湿球温度	黒球温度
(5)	黒球温度	自然湿球温度	乾球温度

問14 労働者の健康保持増進のために行う健康測定における運動機能検査の項目とその測定種目との組合せとして，誤っているものは次のうちどれか。

(1) 筋力……………………………握力
(2) 柔軟性…………………………上体起こし
(3) 平衡性…………………………閉眼（又は開眼）片足立ち
(4) 敏しょう性……………………全身反応時間
(5) 全身持久性……………………最大酸素摂取量

問15 厚生労働省の「労働者の心の健康の保持増進のための指針」に基づくメンタルヘルスケアの実施に関する次の記述のうち、不適切なものはどれか。

(1) 心の健康については、客観的な測定方法が十分確立しておらず、また、心の健康問題の発生過程には個人差が大きく、そのプロセスの把握が難しいという特性がある。

(2) 心の健康づくり計画の実施に当たっては、メンタルヘルス不調を早期に発見する「一次予防」、適切な措置を行う「二次予防」及びメンタルヘルス不調となった労働者の職場復帰支援を行う「三次予防」が円滑に行われるようにする必要がある。

(3) 労働者の心の健康は、職場配置、人事異動、職場の組織などの要因によって影響を受けるため、メンタルヘルスケアは、人事労務管理と連携しなければ、適切に進まない場合が多いことに留意する。

(4) 労働者の心の健康は、職場のストレス要因のみならず、家庭・個人生活などの職場外のストレス要因の影響を受けている場合も多いことに留意する。

(5) メンタルヘルスケアを推進するに当たって、労働者の個人情報を主治医等の医療職や家族から取得する際には、あらかじめこれらの情報を取得する目的を労働者に明らかにして承諾を得るとともに、これらの情報は労働者本人から提出を受けることが望ましい。

問16 一次救命処置に関する次の記述のうち、誤っているものはどれか。

(1) 傷病者に反応がある場合は、回復体位をとらせて安静にして、経過を観察する。

(2) 一次救命処置は、できる限り単独で行うことは避ける。

(3) 口対口人工呼吸は、傷病者の鼻をつまみ、1回の吹き込みに約3秒かけて傷病者の胸の盛り上がりが見える程度まで吹き込む。

(4) 胸骨圧迫は、胸が約5cm沈む強さで、1分間に100～120回のテンポで行う。

(5) AED（自動体外式除細動器）を用いた場合、電気ショックを行った後や電気ショックは不要と判断されたときには、音声メッセージに従い、胸骨圧迫を再開し心肺蘇(そ)生を続ける。

問17 虚血性心疾患に関する次の記述のうち、誤っているものはどれか。

(1) 運動負荷心電図検査は、心筋の異常や不整脈の発見には役立つが、虚血性心疾患の発見には有用でない。
(2) 虚血性心疾患発症の危険因子には、高血圧、喫煙、脂質異常症などがある。
(3) 虚血性心疾患は、狭心症と心筋梗塞とに大別される。
(4) 狭心症は、心臓の血管の一部の血流が一時的に悪くなる病気である。
(5) 狭心症の痛みの場所は、心筋梗塞とほぼ同じであるが、その発作が続く時間は、通常数分程度で、長くても15分以内におさまることが多い。

問18 メタボリックシンドローム診断基準に関する次の文中の[　　]内に入れるAからCの語句又は数値の組合せとして、正しいものは（1）～（5）のうちどれか。

「日本人のメタボリックシンドローム診断基準で、腹部肥満（[A]脂肪の蓄積）とされるのは、腹囲が男性では[B]cm以上、女性では[C]cm以上の場合である。」

	A	B	C
(1)	内臓	85	90
(2)	内臓	90	85
(3)	皮下	85	90
(4)	皮下	90	85
(5)	体	95	90

令和2年4月

問19 細菌性食中毒に関する次の記述のうち、誤っているものはどれか。

(1) サルモネラ菌による食中毒は、食品に付着した菌が食品中で増殖した際に生じる毒素により発症する。

(2) ボツリヌス菌による毒素は、神経毒である。

(3) 黄色ブドウ球菌による毒素は、熱に強い。

(4) 腸炎ビブリオ菌は、病原性好塩菌ともいわれる。

(5) セレウス菌及びカンピロバクターは、いずれも細菌性食中毒の原因菌である。

問20 厚生労働省の「職場における腰痛予防対策指針」に基づく、重量物取扱い作業などにおける腰痛予防対策に関する次の記述のうち、正しいものはどれか。

(1) 満18歳以上の男子労働者が人力のみで取り扱う物の重量は、体重のおおむね50%以下となるようにする。

(2) 腰部保護ベルトは、全員に使用させるようにする。

(3) 重量物を持ち上げるときは、できるだけ身体を対象物に近づけ、両膝を伸ばしたまま上体を下方に曲げる前屈姿勢を取る。

(4) 腰掛け作業での作業姿勢は、椅子に深く腰を掛けて、背もたれで体幹を支え、履物の足裏全体が床に接する姿勢を基本とする。

(5) 立ち作業では、身体を安定に保持するため、床面は弾力性のない硬い素材とし、クッション性のない作業靴を使用する。

●労働生理

問21 呼吸に関する次の記述のうち、誤っているものはどれか。

(1) 呼吸運動は、横隔膜、肋間筋などの呼吸筋が収縮と弛緩をすることにより行われる。
(2) 胸郭内容積が増し、内圧が低くなるにつれ、鼻腔、気管などの気道を経て肺内へ流れ込む空気が吸気である。
(3) 肺胞内の空気と肺胞を取り巻く毛細血管中の血液との間で行われるガス交換を外呼吸という。
(4) 通常の呼吸の場合の呼気には、酸素が約16%、二酸化炭素が約4%含まれる。
(5) 身体活動時には、血液中の窒素分圧の上昇により呼吸中枢が刺激され、1回換気量及び呼吸数が増加する。

問22 感覚又は感覚器に関する次の記述のうち、正しいものはどれか。

(1) 物理化学的な刺激の量と人間が意識する感覚の強度とは、直線的な比例関係にある。
(2) 皮膚感覚には、触圧覚、痛覚、温度感覚（温覚・冷覚）などがあり、これらのうち冷覚を感じる冷覚点の密度は他の感覚点に比べて高い。
(3) 網膜の錐状体は明るい所で働き色を感じ、杆状体は暗い所で働き弱い光、明暗を感じる。
(4) 眼軸が短過ぎるために、平行光線が網膜の後方で像を結ぶ状態は近視である。
(5) 平衡感覚に関係する器官である前庭及び半規管は、中耳にあって、体の傾きや回転の方向を知覚する。

問23 代謝に関する次の記述のうち、正しいものはどれか。

(1) 代謝において、細胞に取り入れられた体脂肪やグリコーゲンなどが分解されてエネルギーを発生し、ATPが合成されることを同化という。
(2) 代謝において、体内に摂取された栄養素が、種々の化学反応によって、ATPに蓄えられたエネルギーを用いて、細胞を構成する蛋(たん)白質などの生体に必要な物質に合成されることを異化という。
(3) 基礎代謝は、心臓の拍動、呼吸運動、体温保持などに必要な代謝で、基礎代謝量は、睡眠・横臥(が)・安静時の測定値で表される。
(4) エネルギー代謝率は、一定時間中に体内で消費された酸素と排出された二酸化炭素の容積比で表される。
(5) エネルギー代謝率の値は、体格、性別などの個人差による影響は少なく、同じ作業であれば、ほぼ同じ値となる。

問24 次のAからDの消化酵素について、蛋(たん)白質の消化に関与しているものの組合せは（1）～（5）のうちどれか。

A　トリプシン
B　ペプシン
C　アミラーゼ
D　リパーゼ

(1) A，B
(2) A，C
(3) B，C
(4) B，D
(5) C，D

問25 腎臓又は尿に関する次の記述のうち、正しいものはどれか。

(1) 血中の老廃物は、尿細管からボウマン嚢(のう)に濾(こ)し出される。
(2) 血中の蛋(たん)白質は、糸球体からボウマン嚢に濾し出される。
(3) 血中のグルコースは、糸球体からボウマン嚢に濾し出される。
(4) 原尿中に濾し出された電解質の多くは、ボウマン嚢から血中に再吸収される。
(5) 原尿中に濾し出された水分の大部分は、そのまま尿として排出される。

問26 筋肉に関する次の記述のうち、正しいものはどれか。

(1) 横紋筋は、骨に付着して身体の運動の原動力となる筋肉で意志によって動かすことができるが、平滑筋は、心筋などの内臓に存在する筋肉で意志によって動かすことができない。
(2) 筋肉は神経からの刺激によって収縮するが、神経より疲労しにくい。
(3) 荷物を持ち上げたり、屈伸運動を行うときは、筋肉が長さを変えずに外力に抵抗して筋力を発生させる等尺性収縮が生じている。
(4) 強い力を必要とする運動を続けていると、筋肉を構成する個々の筋線維の太さは変わらないが、その数が増えることによって筋肉が太くなり筋力が増強する。
(5) 筋肉自体が収縮して出す最大筋力は、筋肉の断面積 $1cm^2$ 当たりの平均値でみると、性差がほとんどない。

問27 血液に関する次の記述のうち、誤っているものはどれか。

(1) 赤血球は、骨髄で産生され、寿命は約120日であり、血球の中で最も多い。
(2) 血液中に占める赤血球の容積の割合をヘマトクリットといい、貧血になるとその値は高くなる。
(3) 好中球は、白血球の約60%を占め、偽足を出してアメーバ様運動を行い、体内に侵入してきた細菌などを貪食する。
(4) 血小板は、直径2～3μmの不定形細胞で、止血作用をもつ。
(5) ABO式血液型は、赤血球の血液型分類の一つで、A型の血清は抗B抗体をもつ。

問28 免疫についての次の文中の［　］内に入れるAからEの語句の組合せとして、正しいものは（1）～（5）のうちどれか。

「体内に侵入した病原体などの異物を、［A］が、［B］と認識し、その［B］に対してだけ反応する［C］を血漿（しょう）中に放出する。この［C］が［B］に特異的に結合し［B］の働きを抑制して体を防御するしくみを［D］免疫と呼ぶ。これに対し、［A］が直接、病原体などの異物を攻撃する免疫反応もあり、これを［E］免疫と呼ぶ。」

	A	B	C	D	E
(1)	リンパ球	抗原	抗体	細胞性	体液性
(2)	リンパ球	抗原	抗体	体液性	細胞性
(3)	リンパ球	抗体	抗原	体液性	細胞性
(4)	血小板	抗原	抗体	細胞性	体液性
(5)	血小板	抗体	抗原	細胞性	体液性

問29 体温調節に関する次の記述のうち、正しいものはどれか。

(1) 寒冷な環境においては、皮膚の血管が拡張して血流量を増し、皮膚温を上昇させる。

(2) 暑熱な環境においては、内臓の血流量が増加し体内の代謝活動が亢(こう)進することにより、人体からの熱の放散が促進される。

(3) 体温調節のように、外部環境が変化しても身体内部の状態を一定に保つ生体の仕組みを同調性といい、筋肉と神経系により調整されている。

(4) 体温調節中枢は、小脳にあり、熱の産生と放散とのバランスを維持し体温を一定に保つよう機能している。

(5) 熱の放散は、放射（ふく射）、伝導、蒸発などの物理的な過程で行われ、蒸発には、発汗と不感蒸泄(せつ)によるものがある。

問30 自律神経系に関する次の記述のうち、誤っているものはどれか。

(1) 自律神経系は、内臓、血管などの不随意筋に分布している。

(2) 自律神経である交感神経と副交感神経は、同一器官に分布していても、その作用はほぼ正反対である。

(3) 自律神経系の中枢は、脳幹及び脊髄にある。

(4) 消化管に対しては、交感神経の亢(こう)進は運動を促進させ、副交感神経の亢進は運動を抑制させる。

(5) 心臓に対しては、交感神経の亢進は心拍数を増加させ、副交感神経の亢進は心拍数を減少させる。

監修者紹介：荘司芳樹（しょうじ　よしき）

特定社会保険労務士、申請取次行政書士。

外資系生命保険会社勤務後、平成14年に開業。

現在、社会保険労務士法人みどり事務所所長、みどり行政書士事務所所長、労働保険事務組合千葉県経営者懇談会理事長を務め、大手ホテル、新聞社、アパレル他各種製造業、スーパーマーケット、病院、学校、福祉施設など様々な企業、団体の顧問として、労務管理、衛生管理について広く相談を受けている。

執筆協力：ウエスト

第２種衛生管理者過去８回本試験問題集

2023年12月25日　初版発行

監修者　荘司芳樹

発行者　富永靖弘

印刷所　今家印刷株式会社

発行所　東京都台東区台東２丁目24　株式会社　新星出版社

〒110-0016　☎03(3831)0743

ISBN978-4-405-03757-1

別冊
解答・解説

第2種
衛生管理者
過去8回

本試験問題集

この別冊は、本体から取り外して使うことができます。

新星出版社

第2種衛生管理者過去8回本試験問題集

解答・解説

CONTENTS

注：解説中、参照法令の略称と正式な法令名は次の通りです。

安衛法：労働安全衛生法、安衛令：労働安全衛生法施行令、安衛則：労働安全衛生規則

注：「第1種衛生管理者」「第2種衛生管理者」の正式名称は、「第一種衛生管理者」「第二種衛生管理者」です。本書では便宜上使い分けています。

※別冊は取り外し、解答用紙はコピーをしてお使いください。

●本冊（問題）

令和５年10月　公表試験問題の解答・解説

関係法令

問１　正解（3）

(1) ○　常時300人以上の労働者を使用する各種商品小売業の事業場は、総括安全衛生管理者を選任すべき事業場とされている。参照！安衛法10条１項、安衛令２条２号

(2) ○　常時50人以上の労働者を使用する通信業の事業場では、第二種衛生管理者免許を受けた者のうちから衛生管理者を選任することができるとされている。参照！安衛法12条１項、安衛令４条、安衛則７条１項３号ロ

(3) ×　常時使用する労働者数が50人以上の運送業の事業場では、第一種衛生管理者免許若しくは衛生工学衛生管理者免許を有する者などのうちから衛生管理者を選任するとされている。注意！運送業では第二種衛生管理者免許所有者からは選任できない。参照！安衛法12条１項、安衛則７条１項３号イ・４号

(4) ○　常時50人以上の労働者を使用するゴルフ場業の事業場では、第二種衛生管理者免許を有する者のうちから衛生管理者を選任することができるとされている。参照！安衛則７条１項３号ロ

(5) ○　常時使用する労働者数が50人の旅館業の事業場では、第二種衛生管理者免許を有する者のうちから衛生管理者を選任することができる。注意！常時50人以上の労働者を使用する事業場では衛生管理者を選任する。参照！安衛法12条１項、安衛令４条、安衛則７条１項３号ロ・４号

問２　正解（2）

(1) ○　産業医を選任しなければならない事業場は、常時50人以上の労働者を使用する事業場とされている。参照！安衛法13条１項、安衛令５条

(2) ×　常時3,000人を超える労働者を使用する事業場では、２人以上の産業医を選任しなければならないとされている。参照！安衛則13条１項４号

(3) ○　常時1,000人以上の労働者を使用する事業場又は重量物の取扱い等重激な業務等一定の業務に常時500人以上の労働者を従事させる事業場にあっては、その事業場に専属の産業医を選任することとされている。参照！安衛則13条１項３号ト

(4) ○　産業医の定期巡視は少なくとも毎月１回とされているが、産業医が、事業者から、毎月１回以上、一定の情報の提供を受けている場合であって、事業者の同意を得ているときは、少なくとも２か月に１回以上にすることができるとされている。参照！安衛則15条

(5) ○　産業医は、労働者の衛生教育に関することで、医学に関する専門的知識を必要とする事項について、総括安全衛生管理者に対して勧告し、又は衛生管理者に対して指導し、若しくは助言することができるとされている。参照！安衛法13条５項、安衛則14条１項８号・３項

問３　正解（4）

(1) ○　事業者は、衛生委員会の議長を除く委員の半数については、当該事業場に労働者の過半数で組織する労働組

合があるときにおいてはその労働組合、労働者の過半数で組織する労働組合がないときにおいては労働者の過半数を代表する者の推薦に基づき指名しなければならないとされている。参照！安衛法17条・18条

(2) ○　衛生委員会の議長となる委員は、原則として、総括安全衛生管理者又は総括安全衛生管理者以外の者で事業場においてその事業の実施を統括管理するもの若しくはこれに準ずる者のうちから事業者が指名した者とされている。参照！安衛法17条・18条

(3) ○　衛生管理者として選任している事業場に専属ではない労働衛生コンサルタントも、衛生委員会の委員として指名することができる。注意！衛生委員会の委員が事業場の専属でなければならないとはされていない。参照！安衛法18条2項

(4) ×　事業者は、事業場の労働者のうち、作業環境測定を実施している作業環境測定士であるものを衛生委員会の委員として指名することができるとされているが、外部の作業環境測定士を指名することはできない。参照！安衛法18条3項

(5) ○　衛生委員会の付議事項には、長時間にわたる労働による労働者の健康障害の防止を図るための対策の樹立に関することが含まれている。参照！安衛則22条1項9号

問4　正解（4）

(1) ○　雇入時の健康診断においては、医師の健康診断を受けたのち、3か月を経過しない者を雇い入れる場合において、その者が健康診断の結果を証明する書面を提出したときは、健康診断の項目に相当する項目については省略できるとされている。参照！安衛則43条

(2) ○　雇入時の健康診断における聴力の検査は、1,000 Hz及び4,000 Hzの音に係る聴力について行うものとされている。参照！安衛則43条3号

(3) ○　胸部エックス線検査については、1年以内ごとに1回、定期に行うことでよいとされている。参照！安衛則13条1項3号ヌ・45条1項・44条1項4号

(4) ×　事業者は、定期健康診断を受けた労働者に対し、遅滞なく、当該健康診断の結果を通知しなければならないとされている。参照！安衛法44条1項、安衛則51条の4

(5) ○　事業者は、健康診断の結果に基づき、健康診断個人票（健康診断結果の記録）を作成して、これを5年間保存しなければならないとされている。参照！安衛則44条・51条

問5　正解（1）

(1) ○　法令では、常時50人以上又は常時女性30人以上の労働者を使用するときは、臥床できる休養室又は休養所を男性用・女性用に区別して設けなければならないとされており、男性35人と女性10人の事業場には設置義務はなく、違反ではない。参照！安衛則618条

(2) ×　屋内作業場の気積は、設備の占める容積及び床面から4 mを超える高さにある空間を除き、労働者1人について10㎥以上とされており、4mを超える高さにある空間を除き450㎥とは、1人について10㎥以下となり、違反となる。注意！気積は、「{(床面積×高さ）－設備} ÷人数＝気積」で求められる。参照！安衛則600条

(3) ×　大掃除は6か月以内ごとに1回行わなければならないとされており、違反となる。参照！安衛則619条

(4) ×　事業場に附属する食堂の床面積は、食事の際の1人について1㎡以上とされており、1人について、0.5㎡は違反となる。参照！安衛則630条

(5) ×　換気設備のない屋内作業場においては、窓その他の開口部の直接外気に向かって開放できる部分の面積は、常時床面積の20分の1以上とされており、床面積の25の1では違反となる。参照！安衛則601条1項

問6　正解 (5)

(1) ○　労働衛生コンサルタントは、他人の求めに応じ報酬を得て、労働者の衛生の水準の向上を図るため、事業場の衛生についての診断及びこれに基づく指導を行うとされている。なお、「労働者の安全」については1項に規定している。参照！安衛法81条2項

(2) ○　労働衛生コンサルタント試験の試験区分は、保健衛生と労働衛生工学とされている。参照！労働安全コンサルタント及び労働衛生コンサルタント規則10条

(3) ○　労働安全コンサルタント試験又は労働衛生コンサルタント試験に合格した者は、厚生労働省に備える労働安全コンサルタント名簿又は労働衛生コンサルタント名簿に、氏名、事務所の所在地その他厚生労働省令で定める事項の登録を受けて、労働安全コンサルタント又は労働衛生コンサルタントとなることができるとされている。参照！安衛法84条1項

(4) ○　労働衛生コンサルタントは、その業務に関して知り得た秘密を漏らし、又は盗用してはならない。コンサルタントでなくなった後においても、同様とするとされており、違反したときは、その登録を取り消されることがあるとされている。参照！安衛法85条2項・86条2項

(5) ×　労働衛生コンサルタント及び事業者には一定の書類・帳簿の保存義務があるが、診断及び指導の記録を3年間保存するという定めはない。参照！労働安全コンサルタント及び労働衛生コンサルタント規則103条

問7　正解 (1)

(1) ○　ストレスチェック検査を受ける労働者について、解雇、昇進又は異動に関して直接の権限を持つ監督的地位にある者は、ストレスチェックの実施の事務に従事してはならないとされている。参照！安衛則52条の10第2項

(2) ×　事業者は、ストレスチェック検査を受けた労働者に対し、当該検査を行った医師等から、遅滞なく、当該検査の結果が通知されるようにしなければならないとされているが、衛生管理者への通知は定められていない。労働者の個別の同意がなければ、事業者に通知することは禁止されている。また、第三者に結果を漏らすことも禁じられている。参照！安衛法66条の10第2項、安衛則52条の12

(3) ×　面接指導の実施者は、医師、保健師又は厚生労働大臣が定める研修を修了した看護師若しくは精神保健福祉士とされている。当該事業場の産業医に限るとはされていない。参照！安衛法第66条の10、安衛則52条の10

(4) ×　ストレスチェックと健康診断は別の検査であり、面接指導の結果は、「面接指導結果報告書」として「就業上の措置に係る意見書」とともに事業

者へ報告するが、「健康診断個人票」には記録されない。参照！安衛法第66条の10第4項、安衛則第52条の18

(5) × 事業者は、面接指導の結果に基づき、当該労働者の健康を保持するため必要な措置について、面接指導が行われた後、3か月以内ではなく、遅滞なく医師の意見を聴かなければならないとされている。参照！安衛法第66条の10第5項、安衛則52条の19

問8 正解 (2)

(1)、(3)、(4)、(5) × 空気調和設備を設けている場合は、居室において、一定の基準におおむね適合するように、厚生労働大臣が定める「空気調和設備等の維持管理及び清掃等に係る技術上の基準」(平成15年3月25日・厚生労働省告示第119号)に従い、空気調和設備の維持管理に努めなくてはならないとされている。正しくは「①…二酸化炭素の含有率は100万分の A 1,000 以下となるように、当該設備を調整しなければならない。②…室の気流を B 0.5 m/S以下としなければならない。」となる。参照！厚生労働省「建築物環境衛生管理基準について」2 空気環境の調整 (1)

(2) ○ 上記参照。

問9 正解 (2)

(1) ○ 時間外・休日労働に関する労使協定を締結し、これを所轄労働基準監督署長に届け出ている場合であっても、妊産婦が請求した場合には、管理監督者等の場合を除き、時間外・休日労働をさせてはならないとされている。参照！労働基準法32条・41条・66条2項

(2) × **フレックスタイム制**を採用している場合には、勤務時間を労働者自身の裁量に任せることから、妊産婦に対する労働時間の特例は設けられておらず、誤りとなる。参照！労働基準法32条の3

(3) ○ 妊産婦が請求した場合には、管理監督者等の場合であっても、深夜業をさせてはならないとされている。参照！労働基準法66条3項

(4) ○ 使用者は、妊娠中の女性が請求した場合においては、他の軽易な業務に転換させなければならないとされている。参照！労働基準法65条3項

(5) ○ 使用者は、産後8週間を経過しない女性を就業させてはならないとされている。ただし、産後6週間を経過した女性が請求した場合において、その者について医師が支障がないと認めた業務に就かせることは、差し支えないとされている。参照！労働基準法65条2項

問10 正解 (2)

(1)、(3)、(4)、(5) × 1週間の所定労働時間が30時間未満の労働者の場合には、労働基準法39条の年次有給休暇は適用されず、別に厚生労働省令で定められている。1週間の所定労働日数が通常の労働者の週所定労働日数に比べて相当程度少ないものとして厚生労働省令で定める日数は、週4日以下、もしくは1年間の所定労働日数216日以下とされており、(1週間の)労働日数、継続勤務期間に応じて、与えられる年次有給休暇日数が定められている。週所定労働日数4日、雇入れの日から起算して5年6か月継続勤務し、かつ直前の1年間に全労働日の8割以上出勤した労働者の場合には、年

次有給休暇は13日とされている。
参照！労働基準法39条1～3項、労働基準法施行規則24条の3
(2) ○　上記記述を参照。

労働衛生

問11 正解（1）

(1) ×　温度感覚を左右する環境条件は、気温、湿度、風速及びふく射（放射）熱の要素で決まる。
(2) ○　**実効温度**とは、人の温熱感に基礎を置いた指標で、温熱4要素のうちの気温、湿度、気流（風速）の総合効果を温度目盛りで表したものである。
(3) ○　**相対湿度**とは、空気中の水蒸気量と、その温度における飽和水蒸気量との比を百分率で示したものである。
(4) ○　WBGT（暑さ指数）基準値は、身体に対する負荷が大きな作業の方が、負荷が小さな作業より小さな値となる。作業強度により、物差しとなるWBGT基準値を正しく選定して評価する必要がある。
(5) ○　熱中症のリスク評価指標として、作業強度等に応じたWBGT基準値が示されている。この基準値を超えると、熱中症が発生するリスクが高まる。WBGTは、熱中症予防を目的に作られたものである。

問12 正解（4）

(1)、(2)、(3)、(5) ○　**A**　人間の呼気の成分の中で、酸素の濃度は約16%、二酸化炭素の濃度は約4%、残りのほとんどは窒素である。
B　新鮮な外気中の酸素濃度は約21%、二酸化炭素濃度は、0.03～0.04%程度である。
C　室内における必要換気量（m^3/h）は、次の式により算出される。

$$x = \frac{\text{室内にいる人が1時間に呼出する二酸化炭素量}(m^3/h)}{\text{室内二酸化炭素基準濃度}(\%) - \text{外気の二酸化炭素濃度}(\%)} \times 100$$

D　必要換気量の算出に当たっての室内二酸化炭素基準濃度は、通常、0.1%とする。

●必要換気量の算出に用いられる数値

室内二酸化炭素基準濃度	0.1%
外気の二酸化炭素濃度	0.03～0.04%
人が呼出する二酸化炭素量	4%

以上から、誤っているものの組み合わせは「(4) B、D」となる。
(4) ×　上記記述を参照。

問13 正解（3）

(1) ○　ガイドラインでは、ディスプレイとの視距離は、おおむね40cm以上が確保できるようにし、画面の上端が、眼と同じ高さか、やや下になるようにするとされている。参照！「情報機器作業における労働衛生管理のためのガイドライン」（令和元年7月12日・基発0712第3号、一部改正　令和3年12月1日・基発1201第7号）5 (2) ロ 注意！平成14年4月5日付の通達「VDTガイドライン」（略称）は廃止されている。
(2) ○　ガイドラインでは、ディスプレイを用いる場合の書類上及びキーボード上における照度は300ルクス以上を目安とし、作業しやすい照度とすること。また、ディスプレイ画面の明るさ、書類及びキーボード面における明るさと周辺の明るさの差はなるべく小さくすることとされている。参照！上記ガイドライン4 (1) ロ
(3) ×　ガイドラインでは、一連続作業

時間が1時間を超えないようにし、次の連続作業までの間に10分～15分の作業休止時間を設け、かつ、一連続作業時間内において1回～2回程度の小休止を設けるよう指導することとされている。参照！上記ガイドライン5 (1) ロ

(4) ○　ガイドラインでは、「作業時間又は作業内容に相当程度拘束性があると考えられるもの」(＝1日に4時間以上情報機器作業を行う者であって、一定の要件を満たす者）については「定期健康診断を、全ての対象者に実施」し、それ以外のものについては、「自覚症状を訴える者のみ健診対象」とするとされている。参照！上記ガイドライン9、別紙

(5) ○　業務歴・既往歴・自覚症状の有無の調査と、眼科学的検査、筋骨格系に関する検査の各検査項目については、それぞれの実施日が異なっても差し支えないとされている。参照！上記ガイドライン7 (1)

問14 正解（3）

(1) ○　**HDL**（High Density Lipoprotein）とは、高比重リポタンパクの意味であり、余分なコレステロールを回収して動脈硬化を抑える働きがある。参照！厚生労働省 e-ヘルスネット

(2) ○　**γ－GTP**（γ-Glutamyl TransPeptidase）とは、たんぱく質を分解する酵素の一種であり、肝機能の指標となる。参照！厚生労働省 e-ヘルスネット

(3) ×　**ヘモグロビンA1c**（HbA1c）とは、ヘモグロビンにグルコースが非酵素的に結合した糖化蛋白質である糖化ヘモグロビンの1つであり、ヘモグロビン全体に対する割合（%）として表される。貧血の有無ではなく、糖尿病の早期発見や血糖コントロール状態の評価に用いられる検査指標である。参照！厚生労働省 e-ヘルスネット

(4) ○　**尿素窒素**（blood urea nitrogen）とは、血中の尿素に含まれる窒素分を表すものである。通常、尿素窒素は腎臓でろ過されて尿中へ排出されるが、腎臓の働きが低下することで値が高くなる。タンパクの摂取過多、消化管出血、甲状腺機能亢進症、悪性腫瘍、脱水症状などが原因となる。

(5) ○　**中性脂肪**は、肉や魚・食用油など食品中の脂質や、体脂肪の大部分を占める物質であり、血液中の中性脂肪の値が150mg/dl以上になると「高トリグリセライド血症」とされて、メタボリックシンドロームの診断基準となる。参照！厚生労働省 e-ヘルスネット

問15 正解（5）

(1)、(2)、(3)、(4) ×　**A**「**第一種施設**」とは、多数の者が利用する施設のうち、学校、病院、児童福祉施設その他の受動喫煙により健康を損なうおそれが高い者が主として利用する施設として健康増進法施行令・施行規則に規定するもの並びに国及び地方公共団体の行政機関の庁舎をいう。**B**「**第二種施設**」とは、多数の者が利用する施設のうち、第一種施設及び喫煙目的施設以外の施設（一般の事務所や工場、飲食店等も含まれる。）をいう。

C　ガイドラインには「喫煙目的施設」はあるが、「時間分煙」についての記述はない。

D　ガイドラインには「喫煙専用室」は、専ら喫煙をする用途で使用さ

れるものであることから、室内で飲食等を行うことは認められないと記述されている。参照！職場における受動喫煙防止のためのガイドライン（令和元年7月1日 基発0701第1号）

(5) ○　上記記述を参照。

問16 正解（1）

(1) ×　正規分布とは、左右対称で平均を中心に左右に裾野を持つ富士山のような形だが、生体から得られたある指標が、この正規分布という型をとって分布する場合、そのバラツキの程度は、平均値や最頻度ではなく、分散や標準偏差によって表される。

(2) ○　集団を比較する場合、調査の対象とした項目のデータの平均値が等しくても、分散が異なっていれば、両者は異なった特徴をもつ集団であると評価されることになる。

(3) ○　健康管理統計において、ある時点での検査における有所見者の割合を有所見率という。このデータは、ある時点でのものなので**静態データ**という。**動態データ**とは、ある期間の集団に関するデータである。

(4) ○　**計数データ**とは、対象人数、受診者数などの個数のデータ、**計量データ**とは身長、体重などの連続的な量のデータである。

(5) ○　ある事象と健康事象との間に、例えば、統計上、一方が多いと他方も多いという相関関係が認められた場合であっても、必ずしも両者の間に因果関係があるとはいえない。

問17 正解（3）

(1) ○　既往歴及び業務歴の調査は、指針に定められている。参照！職場における腰痛予防対策指針4（1）イ（イ）

(2) ○　自覚症状の有無の検査は、指針に定められている。参照！上記指針4（1）イ（ロ）

(3) ×　負荷心電図検査は、指針には定められていない。

(4) ○　神経学的検査は、指針に定められている。参照！上記指針4（1）イ（ニ）

(5) ○　脊柱の検査は、指針に定められている。参照！上記指針4（1）イ（ホ）

問18 正解（2）

(1) ○　脳血管自体の動脈硬化性病変により血管が詰まるのが**脳血栓症**、心臓や動脈壁の血栓などが剥がれて脳に運ばれて、これが脳血管を閉塞するのが**脳塞栓症**である。

(2) ×　出血性の脳血管障害は、脳表面のくも膜下腔に出血する**くも膜下出血**、脳内に出血する**脳出血**などに分類される。いずれも、発症は突然死を招くなど、期間をおかずに起きる。

(3) ○　**虚血性心疾患**は、冠状動脈硬化症ともいわれ、冠動脈による心筋への血液の供給が不足したり途絶えることにより心筋の酸素不足が原因で起こる心筋障害である。

(4) ○　**心筋梗塞**では、突然激しい胸痛が起こり、「胸が苦しい」などの症状が数分から10分程度続き、1時間以上になることもある。胸痛以外にも、のどや奥歯、腕、背中、みぞおちなどが痛む「放散痛（関連痛）」という症状が現れることもある。

(5) ○　**運動負荷心電図検査**は、運動で心臓に一定の負荷（負担）をかけつつ、あるいはその直後に行い、心臓の筋肉の変化を観察するものであり、心電図に異常が認められた場合には、狭心症や心筋梗塞などの虚血性心疾患などが疑われる。

問19 正解（1）

(1) ○　感染型食中毒は、食物に付着した細菌そのものの感染によって起こる食中毒であり、サルモネラ菌、腸炎ビブリオ、病原性大腸菌などによるものがある。

(2) ×　赤身魚やチーズなどに含まれるヒスチジンが、細菌により分解されて生成されるヒスタミンは、熱に強く加熱調理によっては分解されにくい。

(3) ×　エンテロトキシンは、腸管内で繁殖した細菌が産生するタンパク質毒素の一種であり、胃炎、腸炎などを引き起こす。ふぐ毒とは、テトロドトキシンである。

(4) ×　カンピロバクターは、家畜やペットの腸管内に存在し、これらの動物の排泄物により汚染された食品や水を介して人に感染することが多いが、少ない菌量でも感染することから、動物との接触によっても感染することがある。カビの産生する毒素ではない。

(5) ×　ボツリヌス菌は、缶詰、真空パック食品、魚肉発酵食品などを媒介食品とする、嫌気性であり、酸素の少ない状態で増殖し、毒性の強い神経毒を産生するが、熱に強い芽胞を作るため、120℃ 4分間（あるいは100℃ 6時間）以上の加熱が必要とされている。

問20 正解（2）

(1)、(3)、(4)、(5) ×　**BMI**（Body Mass Index）とは、肥満度を表す指標として国際的に用いられている体格指数であり、［体重（kg）］÷［身長（m）の2乗］で求められる。この式に問題の数値を当てはめると、「80 ÷ 3.0625 = 26.122…」となる。

(2) ○　上記記述を参照。

労働生理

問21 正解（4）

(1) ○　血液は、液体成分である血漿と、有形成分である血球からなっており、血球はさらに、赤血球、白血球、血小板に分けられる。

(2) ○　アルブミンは、血漿蛋白の中で約60％を占める蛋白質である。膠質浸透圧を維持する働きをしており、血管内に水分を保持する役割がある。

(3) ○　白血球には、主に好中球、リンパ球、単球、好酸球、好塩基球の5種類がある。

(4) ×　白血球の一成分であるリンパ球には、抗体を産生するBリンパ球、細菌や異物を認識し攻撃するTリンパ球などがあり、免疫反応に関与している。血小板の一成分ではない。

(5) ○　体内を流れている血液は凝固しないが、出血すると血小板の凝集が起こり血栓を作る。次に血液凝固因子が働いてフィブリノーゲンがフィブリンとなり、血小板血栓をおおい固める。

問22 正解（1）

(1) ×　洞結節は、心臓の右心房にある。人が発揮できる最大の心拍数（最大心拍数）は年齢を重ねるとともに低くなっていく傾向がある。**参照！**厚生労働省e-ヘルスネット

(2) ○　**心拍**とは心臓が血液を送り出す時の拍動のことである。心臓が血液を送り出す際には、動脈にその収縮運動を示す**脈拍**が現れる。

(3) ○　酸素を豊富に含む血液を心筋に供給する血管は、大動脈から分岐する

右冠動脈と左冠動脈である。

(4) ○ **肺循環**は、右心室から肺動脈を経て肺の毛細血管に入り、肺静脈を通って左心房に戻る血液の循環である。肺循環は、酸素を取り込み二酸化炭素を排出することが目的といえる。

(5) ○ 大動脈を流れる血液は、毛細血管で酸素と二酸化炭素、栄養分と老廃物の交換を行う**動脈血**であるが、肺動脈を流れる血液は、肺胞で二酸化炭素を排出して酸素を取り込む**静脈血**である。

問23 正解 (5)

(1) ○ 呼吸運動は、主として横隔膜、肋間筋などの呼吸筋によって胸郭内容積を周期的に増減し、それに伴って肺を伸縮させることにより行われる。主に肋間筋を使う呼吸が**胸式呼吸**、主に横隔膜を使う呼吸が**腹式呼吸**である。

(2) ○ 胸腔などの胸郭内容積が増し、内圧が低くなることで、肺内へ空気が流れ込む。この時、鼻腔、気管などの気道を経て肺内へ流れ込む空気が**吸気**である。

(3) ○ 呼吸器官から酸素を取り入れ、二酸化炭素を放出するのが**外呼吸**であり、肺胞で行われる。一方で、血管内の血液にとけ込んだ二酸化炭素を、肺に送ってガス交換を行うことが**内呼吸**であり、これは細胞で行われる。

(4) ○ 身体活動時には、血液中の二酸化炭素分圧の上昇などにより延髄にある呼吸中枢が刺激されて、1回換気量及び呼吸数が増加する。

(5) × 呼吸に関与する筋肉は、間脳の視床下部ではなく、延髄にある呼吸中枢によって支配されている。

問24 正解 (1)

(1) ○ マルターゼは、小腸から分泌される炭水化物の分解酵素である。リパーゼは、膵臓から分泌される脂質の分解酵素である。トリプシンは、膵臓から分泌される蛋白質の分解酵素である。

(2) × トリプシンは、炭水化物の分解酵素ではない。アミラーゼは、膵液や唾液に含まれて糖質を分解する消化酵素である。ペプシンは、胃液に含まれる蛋白質の分解酵素である。

(3) × ペプシンは、炭水化物の分解酵素ではない。マルターゼは、脂質の分解酵素ではない。トリプシンは、膵臓から分泌される蛋白質の分解酵素である。

(4) × ペプシンは、炭水化物の分解酵素ではない。リパーゼは、膵臓で作られて十二指腸に分泌される脂質の分解酵素である。マルターゼは、蛋白質の分解酵素ではない。

(5) × アミラーゼは、炭水化物の分解酵素ではない。トリプシンは、脂質の分解酵素ではない。リパーゼは、蛋白質の分解酵素ではない。

問25 正解 (3)

(1)、(2)、(4)、(5) ○ 肝臓には、コレステロール、尿素の合成、胆汁の生成・分泌、血液凝固物質や血液凝固阻止物質の合成などの様々な働きがあるほか、貯蔵するグリコーゲンを分解して血中グルコースを供給することで血糖値を一定の値に保っている。

(3) × ヘモグロビンは、骨髄の赤芽球細胞で合成されるたんぱく質である。ヘモグロビンには酸素を全身に運び、二酸化炭素を肺まで運ぶ役割がある。血液中の赤血球は、古くなると分解されるが、このとき、赤血球の中にあるヘモグロビンも分解されてビリルビンとなる。

問26 正解（5）

(1)、(2) ×　代謝とは、生体内での物質の化学変化とエネルギーの発生や消費のことである。ATP（アデノシン三リン酸）とは、細胞内にあるエネルギーを蓄える物質であり、生物は、このATPを介してエネルギーのやり取りを行っている。細胞に取り入れられた体脂肪やグリコーゲンなどが分解されてエネルギーを発生し、ATPが合成されることを**異化**といい、摂取された栄養素が、種々の化学反応によって蛋白質などの生体に必要な物質に合成されることを**同化**という。

(3) ×　**基礎代謝**とは、生命維持のために必要なエネルギー代謝の基本量のことであり、その算出は、年齢、性別毎の基礎代謝基準値に体重をかけて求める。**基礎代謝量**とは、早朝空腹時に快適な室内等においての安静時の代謝量であり、基礎代謝の測定は、睡眠時ではなく、横臥安静時に行われる。

(4) ×　ヒトは安静時にもエネルギーを消費しているが、エネルギー代謝率とは、肉体の活動あるいは労働の強度を表す指標であり、〔活動時の総エネルギー代謝量〕から、〔安静時のエネルギー代謝量〕を引き、その結果を〔基礎代謝量〕で割って算出する。体内で一定時間中に消費された酸素と排出された二酸化炭素の容積比ではない。

(5) ○　**エネルギー代謝率**とは、生体のある運動動作が、基礎代謝の何倍にあたるかを示すものであり、その値は、体格、性別などの個人差による影響は少なく、同じ作業であれば、ほぼ同じ値となる。精神的作業や静的筋作業には適用できない。

問27 正解（5）

(1) ×　横紋筋には、骨格筋と心筋がある。骨格筋は**随意筋**であり、手足を動かすなど体を動かす働きをしているが、心筋は、心臓を構成する筋肉で**不随意筋**である。平滑筋は、内臓や血管の壁に存在する不随意筋である。

(2) ×　筋肉の方が運動によって疲労しやすいが、回復に時間がかかるのは神経系といえる。

(3) ×　運動には、荷物を持ち上げて差し出すような、関節を動かして筋肉を収縮させる**短縮性収縮**と**伸張性収縮**による運動と、壁を押す運動のように関節を動かさずに力を加える**等尺性収縮**による運動がある。

(4) ×　強い力を必要とする運動によって、エネルギーを供給するために筋肉の収縮性蛋白質は分解されるが、運動後の休息や栄養補給によって修復時には筋線維の数はほとんど変わらないが、筋線維が太くなり、筋肉は運動前よりも大きくなる。

(5) ○　反射とは、特定の刺激によって引き起こされる（大脳皮質を介さない）無意識の反応のことである。体性反射とは、筋肉（骨格筋）の収縮が引き起こされる反射のことをいい、その代表的な反射運動には「伸張反射」や「屈曲反射」がある。**伸張反射**には、椅子に座った状態で、膝の下の膝蓋腱をハンマーなどで叩くと、膝が伸展して下腿が上がる反応（膝蓋腱反射）がある。**屈曲反射**には、熱いものに手が触れたり、尖った石などを踏んだ場合などに、手や足をさっと引っ込める反射がある。

問28 正解 (4)

(1) ○ **騒音性難聴**は主に、職場で工場の機械音や工事音などの騒音にさらされることで起こる。85dB 以上の音を聞く場合、音の大きさと聞いている時間に比例して、有毛細胞が傷つき、壊れてしまい、音を感じ取りにくくなる。
参照！厚生労働省 e-ヘルスネット

(2) ○ 外耳と中耳は音の振動を伝える伝音系の器官であり、内耳は振動を電気信号に変換する感音系の器官である。

(3) ○ 内耳は、耳の最深部の骨壁に囲まれた部分であり、聴覚をつかさどる蝸牛と、平衡感覚をつかさどる前庭と半規管の3つの部分からなっている。

(4) × 前庭には球形嚢と卵形嚢があり、それぞれに有毛細胞がある。この有毛細胞の上に耳石が乗っていて、身体の傾きとともに、耳石も重力の方向へ傾くことで、身体の傾きを感知することができる。三半規管はリンパ液で満たされており、身体の動きに合わせてリンパ液が流れることで身体の回転を感知することができる。

(5) ○ 鼓室の内圧は通常は外気圧と等しく保たれているが、中耳の中の気圧と外気圧が異なった場合には、鼓膜が鼓室側に押し込まれたり、外耳道側に押し出されて、音が聞こえにくくなることがある。

問29 正解 (1)

(1) × ストレッサーとは、ストレス状態を引き起こす外的・内的要因のことである。その強弱にかかわらず、自律神経系と内分泌系を介して、心身の活動を抑圧ではなく緊張状態（促進）にする。

(2) ○ ストレス反応には、心理面、身体面、行動面のさまざまな反応がある。ノルアドレナリン、アドレナリンなどのカテコールアミンや副腎皮質ホルモンが深く関与している。

(3) ○ 昇進や昇格といった職場での立場や環境の変化は、大きなストレスの原因となる。

(4) ○ 職場における人間関係だけでなく、騒音、気温、湿度、悪臭などの職場環境もストレスの原因となることがある。

(5) ○ ストレスにより、さまざまな精神的、身体的症状がみられるが、高血圧症、狭心症、十二指腸潰瘍などの疾患を招くこともある。

問30 正解 (4)

(1) ○ ガストリンには、胃の粘膜から分泌されて胃酸の分泌を促進する働きがある。

(2) ○ アルドステロンとは、副腎皮質から分泌されるホルモンの一種であり、体液中の塩類バランスを調節する機能がある。

(3) ○ パラソルモンは、副甲状腺から分泌されるホルモンの一種であり、血液中のカルシウムの濃度を上昇させる働きがある。

(4) × コルチゾールとは、膵臓ではなく副腎皮質から分泌されるホルモンの一種であり、炭水化物、脂肪、蛋白の代謝を制御する働きがある。

(5) ○ 副腎皮質刺激ホルモンは、下垂体前葉から分泌されて副腎皮質に働き、副腎皮質ホルモンの生合成と分泌を促すホルモンである。

●血液循環の経路

肺循環（小循環）

心臓 → 肺動脈 → 肺 → 肺静脈 → 心臓

体循環（大循環）

心臓 → 大動脈 → 動脈 → 各器官・毛細血管 → 静脈 → 大静脈 → 心臓

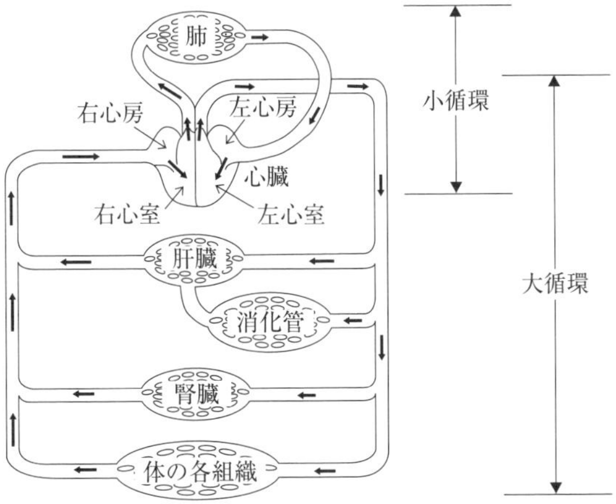

●体温調整のしくみ

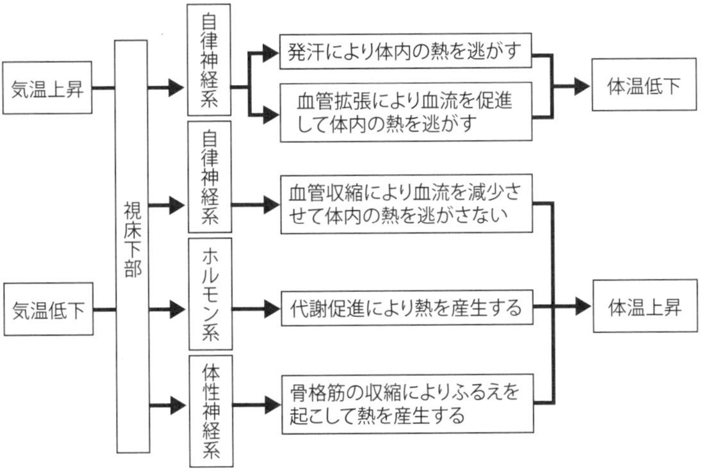

令和５年４月　公表試験問題の解答・解説

関係法令

問１　正解（3）

(1) ○　常時200人の労働者を使用する医療業の事業場では、衛生工学衛生管理者免許を有する者のうちから衛生管理者を１人選任できる。参照！安衛法12条１項、安衛則７条１項３号イ・４号

(2) ○　常時使用する労働者数が200人の旅館業の事業場では、第二種衛生管理者免許を有する者のうちから衛生管理者を選任することができる。注意！常時50人以上200人以下の労働者を使用する事業場では衛生管理者１人を選任する。参照！安衛法12条１項、安衛令４条、安衛則７条１項３号ロ・４号

(3) ×　常時使用する労働者数が60人の電気業の事業場においては、第一種衛生管理者免許、衛生工学衛生管理者免許を有する者、または労働衛生コンサルタントのうちから衛生管理者を１人を選任しなければならない。第二種衛生管理者免許を有する者のうちから選任していることは、違反となる。参照！安衛法12条１項、安衛則７条１項３号イ・４号、安衛則10条３号

(4) ○　常時600人の労働者を使用する各種商品小売業の事業場においては、第一種衛生管理者免許、第二種衛生管理者免許、衛生工学衛生管理者免許を有する者、または労働衛生コンサルタントのうちから衛生管理者を３人選任するが、衛生管理者の中に労働衛生コンサルタントがいる場合は、１人は専属の者でなくてもよい。注意！専属の者とは他の事業所に属さないこと。参照！安衛法12条１項、安衛則７条１項２号・３号ロ・４号・５号

(5) ○　常時1,200人の労働者を使用する各種商品卸売業の事業場においては、第一種衛生管理者免許、第二種衛生管理者免許、衛生工学衛生管理者免許を有する者、または労働衛生コンサルタントのうちから衛生管理者を４人選任するが、衛生管理者のうち少なくとも１人は専任でなければならないとされており、違反とはならない。注意！専任とは他の業務を兼任しないこと。参照！安衛法12条１項、安衛則７条１項２号・３号ロ・４号・５号

問２　正解（3）

(1)、(2)、(4)、(5) ×　林業、建設業、運送業及び清掃業については、常時100人以上の労働者を使用する事業場には総括安全衛生管理者の選任が義務付けられている。参照！安衛法10条１項、安衛令２条１号

(3) ○　燃料小売業については、常時300人以上の労働者を使用する事業場には総括安全衛生管理者の選任が義務付けられているが、労働者数が常時100人の事業場は対象外である。参照！安衛法10条１項、安衛令２条２号

問３　正解（4）

(1) ×　衛生委員会の議長となる委員は、原則として、総括安全衛生管理者又は総括安全衛生管理者以外の者で事業場においてその事業の実施を統括管理するもの若しくはこれに準ずる者のうち

から事業者が指名した者とされている。参照！安衛法 17 条・18 条

(2) × 産業医のうち衛生委員会の委員として指名することができるのは、産業医のうちから事業者が指名した者であり、専属であるか否かは問われていない。参照！安衛法 18 条 2 項 3 号

(3) × 事業場に専属ではない労働衛生コンサルタントを、衛生委員会の委員として指名することは禁止されていない。参照！安衛法 18 条 2 項

(4) ○ 事業者は、当該事業場の労働者で、作業環境測定を実施している作業環境測定士であるものを衛生委員会の委員として指名することができるとされている。参照！安衛法 18 条 3 項

(5) × 事業者は、安全委員会、衛生委員会又は安全衛生委員会を毎月 1 回以上開催し、開催の都度、委員会の意見及び当該意見を踏まえて講じた措置の内容、委員会における議事で重要なものを記録し、これを 3 年間保存しなければならないとされている。参照！安衛則 23 条 4 項

問 4 正解 (4)

(1) ○ 胸部エックス線検査については、1 年以内ごとに 1 回、定期に行うことでよいとされている。参照！安衛則 13 条 1 項 2 号ヌ・44 条 1 項 4 号・45 条 1 項

(2) ○ 常時使用する労働者を雇い入れるときは、医師による健康診断を行わなければならないが、聴力検査は 1,000 Hz 及び 4,000 Hz の音に係る聴力とされている。参照！安衛則 43 条 3 号

(3) ○ 雇入時の健康診断においては、医師の健康診断を受けたのち、3 か月を経過しない者を雇い入れる場合は、相当する診断項目を省略できる。参照！安衛則 43 条

(4) × 事業者は、法に定める健康診断を受けた労働者に対し、**遅滞なく**、当該健康診断の結果を通知しなければならないとされているが、「3 か月以内」とはされていない。参照！安衛則 51 条の 4

(5) ○ 事業者は、健康診断の結果に基づき、健康診断個人票様式第 5 号を作成して、これを 5 年間保存しなければならないとされている。定期健康診断も含まれる。参照！安衛則 51 条

問 5 正解 (1)

(1) ○ 面接指導の対象となる労働者の要件は、原則として、休憩時間を除き 1 週間当たり 40 時間を超えて労働させた場合における、その超えた時間が 1 か月当たり 80 時間を超え、かつ、疲労の蓄積が認められる者とされている。参照！安衛法 66 条の 8、安衛則 52 条の 2 第 1 項

(2) × 事業者は、面接指導を実施するため、タイムカードによる記録等の客観的な方法その他の適切な方法により、労働者の労働時間の状況を把握しなければならないとされており、監督又は管理の地位にある者を除くとはされていない。参照！安衛法 66 条の 8 の 3、安衛則 52 条の 7 の 3

(3) × 面接指導の実施者は、医師、保健師又は厚生労働大臣が定める研修を修了した歯科医師、看護師、精神保健福祉士、公認心理師とされており、当該事業場の産業医に限るとはされていない。参照！安衛法 66 条の 8、安衛則 52 条の 10

(4) × 事業者は、労働者から面接指導の申出があったときは、3 か月以内で

はなく、**遅滞なく**面接指導を行わなければならないとされている。参照！安衛法66条の10第3項、安衛則52条の16

(5) ×　事業者は、法に定める面接指導の結果に基づき、当該面接指導の結果の記録を作成して、これを**5年間**保存しなければならないとされている。参照！安衛法66条の8、安衛則52条の6第1項

問6　正解（5）

(1) ×　機械による換気のための設備については、事業者は、原則として、2か月以内ごとに1回、定期に、異常の有無を点検しなければならないとされている。参照！事務所衛生基準規則9条

(2) ×　燃焼器具を使用するときは、発熱量が著しく少ないものを除き、事業者は、毎日、当該器具の異常の有無を点検しなければならないとされている。1か月以内ごとは誤り。参照！事務所衛生基準規則6条2項

(3) ×　空気調和設備内に設けられた排水受けについては、当該排水受けの使用開始時及び使用を開始した後、1か月以内ごとに1回、定期に、その汚れ及び閉塞の状況を点検し、必要に応じ、その清掃等を行うこととされている。2か月以内ごとは誤り。参照！事務所衛生基準規則9条の2第4号

(4) ×　空気調和設備の加湿装置については、当該加湿装置の使用開始時及び使用を開始した後、1か月以内ごとに1回、定期に、その汚れの状況を点検し、必要に応じ、その清掃等を行うとされている。2か月以内ごとは誤り。参照！事務所衛生基準規則9条の2第3号

(5) ○　空気調和設備の冷却塔及び冷却水については、原則として、1か月以内ごとに1回、定期に、その汚れの状況を点検し、必要に応じ、その清掃及び換水等を行わなければならないとされている。参照！事務所衛生基準規則9条の2第2号

問7　正解（1）

(1) ○　労働安全衛生法に基づく心理的な負担の程度を把握するための検査の実施者は、医師及び保健師の他、所定の研修を修了した「B歯科医師、看護師、精神保健福祉士又はA公認心理師」とされている。参照！安衛法66条の10、安衛則52条の10

(2)、(3)、(4)、(5) ×　上記記述を参照。

問8　正解（2）

(1) ×　法令では、常時50人以上又は常時女性30人以上の労働者を使用するときは、臥床できる休養室又は休養所を男性用・女性用に区別して設けなければならないとされており、男性5人と女性35人の事業場には設置義務があり、違反となる。参照！安衛則618条

(2) ○　屋内作業場の気積は、設備の占める容積及び床面から4mを超える高さにある空間を除き、労働者1人について10㎥以上とされており、3mを超える高さにある空間を除き600㎥とは、1人について10㎥以上となり、違反とはならない。注意！気積は、「{(床面積×高さ）－設備}÷人数＝気積」で求められる。参照！安衛則600条

(3) ×　換気設備のない屋内作業場においては、窓その他の開口部の直接外気に向かって開放できる部分の面積は、

常時床面積の20分の1以上とされており、床面積の25の1では違反となる。参照！安衛則601条1項

(4) × 事業場に附属する食堂の床面積は、食事の際の1人について1m²以上とされており、1人について、0.8m²は違反となる。参照！安衛則630条

(5) × 大掃除は6か月以内ごとに1回行わなければならないとされており、1年以内ごとに1回では違反となる。参照！安衛則619条

問9 正解（4）

(1) × 災害その他避けることのできない事由によって、臨時の必要がある場合においては、使用者は、行政官庁の許可を受けて、その必要の限度において労働時間を延長し、又は休日に労働させることができるとされている。参照！労働基準法33条

(2) × 使用者は、労働時間が6時間を超える場合においては少なくとも45分、8時間を超える場合においては少なくとも1時間の休憩時間を労働時間の途中に与えなければならないと定められている。参照！労働基準法34条1項

(3) × 監督若しくは管理の地位にある者又は機密の事務を取り扱う労働者については、労働時間に関する規定は適用されない。所轄労働基準監督署長の許可を受けなければならないとはされていない。参照！労働基準法41条

(4) ○ 清算期間とは、労働契約上、労働者が労働すべき時間を定める期間のことであり、フレックスタイム制では最長3か月以内とされている。参照！労働基準法32条の3第1項第2号

(5) × 時間外・休日労働をさせることはできないとされているのは、**満18歳**に満たない者である。参照！労働基準法32条・60条

問10 正解（4）

(1)、(2)、(3)、(5) × 1週間の所定労働時間が30時間未満の労働者の場合には、労働基準法39条の年次有給休暇は適用されず、別に厚生労働省令で定められている。1週間の所定労働日数が通常の労働者の週所定労働日数に比べて相当程度少ないものとして厚生労働省令で定める日数は、週4日以下、もしくは1年間の所定労働日数216日以下とされており、労働日数、継続勤務期間に応じて、与えられる年次有給休暇日数が定められている。週所定労働日数4日、雇入れの日から起算して4年6か月継続勤務し、かつ直前の1年間に全労働日の8割以上出勤した労働者の場合には、年次有給休暇は12日とされている。参照！労働基準法39条1～3項、労働基準法施行規則24条の3

(4) ○ 上記記述を参照。

労働衛生

問11 正解（4）

(4) ○ 必要換気量とは、衛生上、1時間に入れ替える必要のある空気の量のことである。この必要換気量は次の式で求められる。

$$\text{必要換気量}(\mathrm{m^3/h}) = \frac{\text{室内にいる人が1時間に呼出する二酸化炭素量}(\mathrm{m^3/h})}{\text{室内二酸化炭素基準量}(\mathrm{m^3/h}) - \text{外気の二酸化炭素量}(\mathrm{m^3/h})}$$

ppmとは100万分の1であり、外気の二酸化炭素濃度400ppmとは、二酸化炭素量に換算すれば0.0004m³／h

となる。また、事務所衛生基準規則では、室に供給される空気について二酸化炭素の含有率（基準濃度）は100万分の1,000（=1,000ppm）以下としており、室内二酸化炭素基準量は0.001m³/hとなる。上の式に所定の数値を当てはめると、

$$= \frac{11（人）\times 0.02}{0.001 - 0.0004}$$

$$= \frac{0.22}{0.0006}$$

$$= 366.666\cdots$$

以上から、必要な換気量に最も近い値は（4）「370」（m³／h）となる。

なお、事務所衛生基準規則では、事業者は、室における二酸化炭素の含有率を、100万分の5000以下としなければならないとしている。参照！事務所衛生基準規則3条2項

(1)、(2)、(3)、(5) ×　上記記述を参照。

問12 正解（1）

(1) ×　温度感覚を左右する環境条件は、気温、湿度、風速及びふく射（放射）熱の要素で決まる。

(2) ○　**熱中症**は、高温多湿な環境下において、体内の水分及び塩分（ナトリウム等）のバランスが崩れたり、体内の調整機能が破綻する等して、発症する障害の総称である。

(3) ○　**WBGT**（湿球黒球温度：Wet Bulb Globe Temperature）とは、「暑さ指数」とも呼ばれ、湿度、日射・輻射などの周辺の熱環境、気温の3要素を取り入れた指標であり、高温環境の評価に用いられる。それぞれ、自然湿球温度、黒球温度、乾球温度の値を使って計算する。日射がない場合のWBGT値は、次の式で求められる。

WBGT値＝0.7×自然湿球温度＋0.3×黒球温度

(4) ○　**WBGT基準値**は、熱に順化している人に用いる値の方が、熱に順化していない人に用いる値より大きな値となる。例えば、中程度代謝率の作業区分でのWBGT基準値（℃）は、熱に順化している人は28、熱に順化していない人は26となる。

(5) ○　**相対湿度**とは、空気中の水蒸気量（水蒸気圧）と、その温度における飽和水蒸気量（飽和水蒸気圧）との比を百分率で示したものである。

問13 正解（2）

(1)、(3)、(4)、(5) ×　**作業環境管理**とは、作業環境中の有機溶剤や粉じんなど有害因子の状態を把握して、できる限り良好な状態で管理していくこと。**作業管理**とは、作業時間・作業量・作業方法・作業姿勢などを適正化したり、保護具を着用して作業者への負荷を少なくすること。**健康管理**とは、作業者の健康状態を健康診断で把握して、その結果に基づいて適切な措置や保健指導などを実施し、作業者の健康障害を未然に防ぐことである。これが労働衛生の3管理である。これを各選択肢に当てはめると、A、Cは作業管理、B、Dは作業環境管理、Eは健康管理となる。参照！厚生労働省「職場のあんぜんサイト」他

(2) ○　上記記述を参照。

問14 正解（4）

(1)、(2)、(3)、(5) ○　指針では、「**A**　メンタルヘルスケアは、中長期的視点に立って、継続的かつ計画的に行われるようにすることが重要」であり、「**A**　心の健康づくり計画は、各事業

場における労働安全衛生に関する計画の中に位置付けることが望ましい」としている。セルフケアとは、「D　労働者自身がストレスに気づき、これに対処するための知識、方法を身につけ、それを実施することが重要」としている。参照！労働者の心の健康の保持増進のための指針

(4) ×　指針では「B　事業者は、衛生委員会又は安全衛生委員会において十分調査審議を行い、具体的な実施事項等についての基本的な計画を策定・実施する」としている。また、4つのメンタルヘルスケアとは、「C　セルフケア、ラインによるケア、事業場内産業保健スタッフ等によるケア、事業場外資源によるケア」としている。参照！労働者の心の健康の保持増進のための指針

問15 正解（2）

(1) ×　ガイドラインでは、喫煙専用室の出入口において、室外から室内に流入する空気の気流が、0.2m/s 以上であることとされている。参照！職場における受動喫煙防止のためのガイドライン別紙（1）ア（ア）

(2) ○　ガイドラインでは、出入口において、室外から室内に流入する空気の気流を6か月以内ごとに1回測定することとはされていない。

(3) ×　ガイドラインでは、喫煙専用室のたばこの煙が室内から室外に流出しないよう、喫煙専用室は、壁、天井等によって区画されていることとされている。参照！上記ガイドライン別紙（1）ア（イ）

(4) ×　ガイドラインでは、喫煙専用室のたばこの煙が屋外又は外部の場所に排気されていることとされている。参照！上記ガイドライン別紙（1）ア（ウ）

(5) ×　ガイドラインでは、喫煙専用室の出入口の見やすい箇所に必要事項を記載した標識を掲示することとされている。参照！上記ガイドライン3（2）エ

問16 正解（1）

(1) ×　**正規分布**とは、左右対称で平均を中心に左右に裾野を持つ富士山のような形だが、生体から得られたある指標が、この正規分布という型をとって分布する場合、そのバラツキの程度は、分散や標準偏差によって表される。

(2) ○　集団を比較する場合、調査の対象とした項目のデータの平均値が等しくても、分散が異なっていれば、両者は異なった特徴をもつ集団であると評価される。

(3) ○　**静態データ**とは、特定時点における特定集団に関するデータであり、例えばある時点の日本の人口などである。**有所見率**とは、健康診断を受けた人のうち、異常や疑いがある人の割合を表す数値であり、静態データである。

(4) ○　ある事象と健康事象との間に、例えば、統計上、一方が多いと他方も多いという相関関係が認められた場合であっても、必ずしも両者の間に因果関係があるとはいえない。

(5) ○　**計数データ**とは、健康診断において、対象人数、受診者数などの個数のデータ、**計量データ**とは、身長、体重などの連続的な量のデータである。

問17 正解（2）

(1) ○　出血性の脳血管障害とは、脳の中の血管が破れて、脳の内部で出血した状態をいう。くも膜下出血、脳梗塞、

脳出血を併せて**脳卒中**と呼んでいる。

(2) ×　脳血管自体の動脈硬化性病変により血管が詰まるのが**脳血栓症**、心臓や動脈壁の血栓などが剥がれて脳に運ばれて脳血管を閉塞するのが**脳塞栓症**である。

(3) ○　**高血圧性脳症**とは、急激な異常高血圧によって引き起こされる脳への障害を指し、直ちに血圧を下げる処置が必要とされる。

(4) ○　**虚血性心疾患**は、動脈硬化や血栓などで心臓の冠動脈が閉塞したりして心筋に血液がいかなくなる狭心症と、血管内のプラークが破れて血管内に血栓ができて、冠動脈が急激に閉塞して心筋が壊死に陥る心筋梗塞に大別される。

(5) ○　**運動負荷心電図検査**とは、運動で心臓に一定の負荷をかけて心臓の筋肉の変化を観察するものである。心電図に異常が認められた場合には、狭心症・心筋梗塞などの虚血性心疾患、不整脈をともなう病気などが疑われる。

問18 正解（3）

(1) ○　**黄色ブドウ球菌**が産生した食品中のエンテロトキシンによって引き起こされるのが、ブドウ球菌食中毒である。

(2) ○　**サルモネラ菌**による胃腸疾患の症状は主に急性胃腸炎であり、下痢、腹痛、嘔吐、発熱などが起きる。

(3) ×　**腸炎ビブリオ菌**は、好塩菌の一種であり、沿岸の海水中や海泥中に存在するが、真水（水道水）の中では増殖しないことから、魚介類は、調理前に流水（水道水）で良く洗うことが必要となる。水温が15℃以上になると活発に活動するが、煮沸すれば瞬時に死滅することから、熱に強いとはいえない。

(4) ○　**ボツリヌス菌**は、缶詰、真空パック食品、魚肉発酵食品などを媒介食品として、酸素のない食品中でも増殖し、毒性の強い神経毒を産生する。

(5) ○　食品に付着した**ノロウイルス**を死滅させるためには、中心温度85℃～90℃、90秒以上の加熱が必要とされている。調理器具は、洗剤などで十分に洗浄した後に、熱湯（85℃以上）で1分以上加熱するか、塩素消毒液（塩素濃度200ppm）に浸して消毒する。

問19 正解（4）

(1) ○　人体には、健康な状態であれば病気にはならない菌も多く存在しており、こうした菌によって起こる感染症を日和見感染という。

(2) ○　病原体に感染し、潜伏期を過ぎても身体になんらの症状も示さない状態を、不顕性感染という。日本脳炎、赤痢などに見られる。

(3) ○　キャリアとは、病原性のあるウイルスに感染しながら、その後発症することなく、持続的に感染したままの状態にある人のことであり、感染源となって感染症拡大の原因となる。

(4) ×　感染している患者が咳やくしゃみ、会話などで放出した飛沫から水分が蒸発し、小さな飛沫核となって長時間空中を浮遊し、その飛沫核を感受性のある人が吸入することによって感染するのが**空気感染**である。空気感染する感染症には、結核、麻疹、水痘などがある。問題文は**飛沫感染**である。

(5) ○　インフルエンザウイルスには、A型、B型、C型及びD型の4種類がある。このうち人が罹患するのはA型、B型及びC型の3種類であり、A型、

D型は、人以外の哺乳類や鳥類にも感染する。

問20 正解（5）

(1) ○　指針には、衛生委員会等の設置義務のない小規模事業場においても、これらの実施に当たっては、労働者等の意見が反映されるようにすることが必要としている。参照！事業場における労働者の健康保持増進のための指針3

(2) ○　事業場内の推進スタッフなどは、健診結果や健康測定結果を踏まえて健康指導の内容を決定し、実施するとしている。参照！上記指針4（2）イ（ロ）

(3) ○　健康保持増進措置は、個々の労働者に対して実施するものと、労働者を集団として捉えて実施するものがある。事業者はそれぞれの措置の特徴を理解したうえで、これらの措置を効果的に組み合わせて健康保持増進対策に取り組むことが望ましいとしている。参照！上記指針2①

(4) ○　健康状態等を客観的に把握できる数値については、例えば、定期健康診断結果や医療保険者から提供される事業場内外の複数の集団間の健康状態を比較したデータ等の活用が考えられるとしている。参照！上記指針5（1）

(5) ×　健康測定とは、健康指導を行うために実施される調査、測定等のことをいい、疾病の早期発見に重点をおいた健康診断を活用しつつ、追加で生活状況調査や医学的検査等を実施するものとしている。参照！上記指針4（2）イ（イ）

労働生理

問21 正解（3）

(1) ×　呼吸運動は、呼吸筋が収縮と弛緩をすることによって胸郭内容積を周期的に増減させることで行われる。胸膜の運動によるものではない。

(2) ×　肺胞内の空気と肺胞を取り巻く毛細血管中の血液との間で行われるガス交換を外呼吸という。肺胞と血液との間のガス交換が**外呼吸**、血液と細胞のガス交換が**内呼吸**である。

(3) ○　成人の呼吸数（正常呼吸）は、通常、1分間に16～20回であるが、男女間では女性の呼吸数が男性よりも多いといえる。

(4) ×　**チェーンストークス呼吸**とは、呼吸が徐々に増大と減少を繰り返し、最も減弱したときにしばらく停止しているような周期的な異常呼吸である。重症心不全・脳疾患・薬物中毒などでみられるが、喫煙が原因とはされていない。

(5) ×　身体活動時には、血液中の二酸化炭素分圧の上昇などにより延髄にある呼吸中枢が刺激されて、呼吸は深くなり、回数が増加する。窒素分圧の上昇ではない。

問22 正解（1）

(1) ×　心臓の右心房付近にある洞結節（洞房結節）から発生した刺激が回路内を伝わることで、心房と心室が規則正しく収縮し、血液が心臓から全身に送り出される。

(2) ○　肺循環では、呼吸運動によって得られた空気から酸素を受け取り、二酸化炭素を受け渡している。

(3) ○　血液は、心臓を出て全身に回り、毛細血管から心臓に戻ってくる。

(4) ○　心筋は、心臓壁の大部分を構成しており、心臓拍動のための収縮を行っている。

(5) ○　冠動脈は、心臓を取り囲むようにして心臓の上に冠のように乗っている血管（動脈）であり、心臓に栄養分を供給している。

問23 正解（2）

(1) ○　Aの前頭葉には前頭連合野、運動連合野、運動野、ブローカ野、嗅覚野があり、思考力の中心的役割などを担っている。

(2) ×　Bは大脳辺縁系である。海馬、扁桃体、帯状回などの脳組織の複合体であり、本能的行動・情動・自律機能・嗅覚に関連する処理を担っている。小脳の位置は、図では後頭葉の下部にあたる。

(3) ○　Cの後頭葉には視覚野、視覚連合野があり、視覚や色彩の認識をつかさどる機能がある。

(4) ○　Dの延髄は、大脳や小脳と脊髄をつなぐ位置にあり、呼吸中枢や循環器中枢など生命維持に重要な中枢神経が存在している。

(5) ○　間脳は視床、視床下部、松果体、脳下垂体から構成されており、Eは視床下部である。

問24 正解（1）

(1) ○　マルターゼは、小腸から分泌される炭水化物の分解酵素である。リパーゼは、膵臓から分泌される脂質の分解酵素である。トリプシンは、膵臓から分泌される蛋白質の分解酵素である。

(2) ×　トリプシンは、炭水化物の分解酵素ではない。アミラーゼは、膵液や唾液に含まれて糖質を分解する消化酵素である。ペプシンは、胃液に含まれる蛋白質の分解酵素である。

(3) ×　ペプシンは、炭水化物の分解酵素ではない。マルターゼは脂質の分解酵素ではない。トリプシンは、膵臓から分泌される蛋白質の分解酵素である。

(4) ×　ペプシンは、炭水化物の分解酵素ではない。リパーゼは、膵臓で作られて十二指腸に分泌される脂質の分解酵素である。マルターゼは、蛋白質の分解酵素ではない。

(5) ×　アミラーゼは、炭水化物の分解酵素である。トリプシンは、脂質の分解酵素ではない。リパーゼは、蛋白質の分解酵素ではない。

問25 正解（5）

(1) ○　腎臓の皮質にある腎小体では、糸球体から血液中の糖などの蛋白質より小さな分子は、水分とともに濾過されて原尿が生成される。

(2) ○　腎臓の尿細管では、原尿に含まれる大部分の水分及び身体に必要な成分は血液中に再吸収されて、残りの不必要な成分が尿として生成される。

(3) ○　腎臓・泌尿器系は、老廃物や余分な水分を体外に排出することで身体を健康に保っている。そのため、尿の色や量などからも、全身の状態を知ることができる。

(4) ○　尿には、水分と微量の塩素、ナトリウム、カリウム、マグネシウム、リン酸などのイオン、クレアチニン、尿酸、アンモニア、ホルモンが含まれている。

(5) ×　**尿素窒素**（BUN）とは、血液のなかの尿素に含まれる窒素成分のことであり、血液中の尿素窒素の値が高くなる場合には、腎臓の機能の低下が考えられる。

問26 正解 (2)

(1) ○　血液は、液体成分である血漿と、有形成分である血球からなっている。そして、血液の約55%は血漿、残りの約45%は有形成分である。

(2) ×　**アルブミン**は、血漿蛋白の中で約60%を占める蛋白質であり、膠質浸透圧を維持する働きをしており、血管内に水分を保持する役割がある。**グロブリン**は、血液中にアルブミンに次いで多く含まれる蛋白質であり、免疫に関与する役割を担っている。

(3) ○　血球とは、赤血球、白血球、血小板からなっており、その多くは赤血球である。ヘマトクリット値が低いときは、赤血球が少なく貧血の可能性が、ヘマトクリット値が高いときは、脱水症、多血症などが考えられる。

(4) ○　体内を流れている血液は凝固しないが、出血すると血小板の凝集が起こり血栓を作る。次に血液凝固因子が働いてフィブリノーゲンがフィブリンとなり、血小板血栓をおおい固める。

(5) ○　ABO式血液型は、血液型をA型、B型、O型、AB型の4つに分類する最も一般的な分類方法である。血清中の抗体は血液型により違いがあり、A型の血清は抗B抗体をもっている。

問27 正解 (3)

(1) ○　遠視では、目に入ってきた光は眼軸が短いため、調節を休ませたとき、網膜の後ろにピントが合うことになる。

(2) ○　化学感覚とは、化学物質が刺激になって生ずる味覚と嗅覚の総称である。味覚は接触化学感覚、嗅覚は遠隔化学感覚ともよばれる。

(3) ×　温度感覚には、高い温度刺激に対して感ずる温覚、低い温度に対して感ずる冷覚の2種があるが、一般に冷覚の方が温覚よりも鋭敏といえる。

(4) ○　深部感覚とは、骨・筋・腱・関節・靭帯に対する接触刺激や、これらの運動から起こる感覚のことである。運動感覚、振動覚、骨膜・筋・腱などに強い圧迫や刺激が加わって生じる痛みの感覚（深部痛覚）に分けられる。

(5) ○　鼓膜の後ろにある鼓室は、耳管でつながっているが、普段は閉じたままの閉鎖空間であり、内圧は外気圧と等しく1気圧になっている。

問28 正解 (5)

(1) ○　**抗原**とは免疫応答を引き起こす物質のことであり、体内に侵入したウイルスや細菌、異物などのことである。

(2) ○　抗原には、蛋白質、糖質、脂質だけでなく、人工的に合成された化合物を含む様々な有機物、無機物も含まれる。

(3) ○　**アレルギー**とは、体の中に入ってきた異物（アレルゲン）を攻撃して排除しようとする免疫が、過剰に反応したり異常に反応することなどにより、体に不利益な症状が起きることである。

(4) ○　**免疫不全**は、先天性、後天性に大別され、先天性免疫不全は免疫細胞がうまく成熟しないために起こる。後天性免疫不全には、後天性免疫不全症候群（エイズ）がある。

(5) ×　免疫には、リンパ球が産生する抗体によって病原体を攻撃する**体液性免疫**と、リンパ球などが直接に病原体などを取り込んで排除する**細胞性免疫**の二つがある。

問29 正解 (5)

(1) ×　横紋筋には、骨格筋と心筋がある。骨格筋は随意筋であり、手足を動かすなど体を動かす働きをしているが、心筋は、心臓を構成する筋肉で不随意筋である。平滑筋は、内臓や血管の壁に存在する不随意筋である。

(2) × 筋肉の方が運動によって疲労しやすいが、回復に時間がかかるのは神経系といえる。

(3) × 運動には、荷物を持ち上げて差し出したり、屈伸運動を行うような、関節を動かして筋肉を収縮させる短縮性収縮と伸張性収縮による運動と、壁を押す運動のように関節を動かさずに力を加える等尺性収縮による運動がある。

(4) × 強い力を必要とする運動によって、エネルギーを供給するために筋肉の収縮性蛋白質は分解されるが、運動後の休息や栄養補給によって修復時には筋線維が太くなり筋肉は運動前よりも大きくなる。筋線維の数は変わらない。

(5) ○ 筋肉は、収縮することで力を発生する。筋肉痛は、運動によって筋肉に細かい傷ができることによって起こるものである。最大筋力について、単位断面積当たりの平均値を見ると、性差、年齢差はほとんど見られない。

問30 正解（5）

(1) ○ 急速眼球運動のない**ノンレム睡眠**中は、大脳は休息していると考えられる。この睡眠が不十分な場合には、日中に眠気を催しやすいといえる。

(2) ○ 副交感神経には血管を拡張させて、ホルモン分泌を増加させる働きがある。夜になると副交感神経が優位になり、寝付きが良くなって、心身の休息と回復が行われる。

(3) ○ 体内時計の周期は、一般に、約25時間であり、外界の24時間周期に同調して、約1時間のずれが修正される。睡眠と覚醒のリズムのように、地球の自転による約1日の周期で繰り返される生物学的リズムを**サーカディアンリズム**（**概日リズム**）といい、このリズムの乱れは、疲労や睡眠障害の原因となる。

(4) ○ 睡眠と食事は深く関係しているため、就寝直前の過食は、肥満のほか不眠を招くことになり、注意しなければならない。

(5) × 脳の松果体から分泌されるメラトニンは、睡眠ホルモンとも呼ばれ、夜間に多く分泌されて、睡眠と覚醒のリズムの調節に関与している。セクレチンは、十二指腸から分泌されるホルモンであり、胃酸の分泌を抑制し、膵液の分泌を促進する働きがある。

●食中毒の種類と原因

種　類	型	原因菌・ウイルス
細菌性食中毒	感染型	腸炎ビブリオ菌、サルモネラ菌、病原性大腸菌など
	毒素型	黄色ブドウ球菌、セレウス菌、ボツリヌス菌など
ウイルス性食中毒	−	ノロウイルス、ロタウイルスなど
自然毒食中毒	動物性	フグ毒、貝毒など
	植物性	毒キノコ、毒草、カビなど
寄　生　虫	−	アニサキス、クドア・セプテンプンクタータなど

●総括安全衛生管理者の選任義務のある事業場 ☞安衛令2条

業　種	常時使用する労働者数
林業、鉱業、建設業、運送業、清掃業	100人以上
製造業（物の加工業を含む）、電気業、ガス業、熱供給業、水道業、通信業、各種商品卸売業、家具・建具・じゅう器等卸売業、各種商品小売業、家具・建具・じゅう器小売業、燃料小売業、旅館業、ゴルフ場業、自動車整備業及び機械修理業	300人以上
その他の業種	1,000人以上

●衛生管理者の選任義務のある事業場の業種と有資格者の種類 ☞安衛則7条・10条

業　種	対象となる免許等保有者
農林水産業、鉱業、建設業、製造業（物の加工業を含む）、電気業、ガス業、水道業、熱供給業、運送業、自動車整備業、機械修理業、医療業及び清掃業	第一種衛生管理者免許もしくは衛生工学衛生管理者免許を有する者、または、医師、歯科医師、労働衛生コンサルタントなど
その他の業種	第一種衛生管理者免許、第二種衛生管理者免許もしくは衛生工学衛生管理者免許を有する者、または、医師、歯科医師、労働衛生コンサルタント、その他厚生労働大臣が定める者

●事業場の規模と衛生管理者の選任数 ☞安衛則7条

事業場の規模（常時使用する労働者数）	衛生管理者の数
50人～200人（50人以上200人以下）	1人以上
201人～500人（200人を超え500人以下）	2人以上
501人～1,000人（500人を超え1,000人以下）	3人以上
1,001人～2,000人（1,000人を超え2,000人以下）	4人以上
2,001人～3,000人（2,000人を超え3,000人以下）	5人以上
3,001人以上（3,000人を超える場合）	6人以上

●衛生管理者選任の要件

①「常時1,000人を超える労働者を使用する事業場」、または「常時500人を超える労働者を使用し、かつ法定の有害業務に常時30人以上の労働者を従事させている事業場（有害業務事業場）」では、衛生管理者のうち、少なくとも1人は専任でなければならない。

②法定の有害業務のうち一定の業務を行う有害業務事業場では、衛生管理者のうち1人を衛生工学衛生管理免許所持者から選任しなければならない。

●産業医の選任義務のある事業場 ☞安衛則13条

①常時50人以上の労働者を使用するすべての事業場には選任義務がある。

②常時3,000人を超える労働者を使用する事業場では、2人以上の産業医を選任する。

③常時1,000人以上の労働者を使用する事業場、または、一定の有害な業務に常時500人以上の労働者を従事させる事業場では、専属の産業医を選任する。

●年次有給休暇の付与日数 ☞労働基準法39条

入社後6か月継続勤務して、所定労働日数の8割以上出勤した労働者には10日が与えられ、以後、1年経過ごとに一定の日数（上限は20日、下表）が与えられる。パートタイマー等の場合には、週30時間以上働いていれば、正社員と同じ日数が付与される。年次有給休暇は、翌年度まで繰り越しができるので、7年6か月勤めれば繰り越し分を含めて40日となる。

勤続日数	6か月	1年6か月	2年6か月	3年6か月	4年6か月	5年6か月	6年6か月
付与日数	10日	11日	12日	14日	16日	18日	20日

令和４年10月　公表試験問題の解答・解説

関係法令

問１　正解（1）

(1) ×　常時300人以上の労働者を使用する各種商品小売業には選任義務がある。参照！安衛法10条１項、安衛令２条

(2) ○　常時1,000人を超え2,000人以下の労働者を使用する事業場では、４人以上の衛生管理者を選任しなければならないとされている。注意！業種による区分はない。参照！安衛法12条１項、安衛則７条１項４号

(3) ○　常時50人以上の労働者を使用する燃料小売業の事業場では、第二種衛生管理者免許を有する者のうちから衛生管理者を選任することができるとされている。注意！選任することができるのであって、選任しなければならないという義務ではない。参照！安衛法12条１項、安衛令４条、安衛則７条１項３号ロ

(4) ○　２人以上の衛生管理者を選任する場合、そのうち１人についてはその事業場に専属でない労働衛生コンサルタントのうちから選任することができるとされている。注意！選任することができるのであって、選任しなければならないという義務ではない。参照！安衛法12条１項、安衛則７条１項２号・10条１項３号

(5) ○　事業者は、総括安全衛生管理者を選任したときは、遅滞なく、様式第三号による報告書を、当該事業場の所在地を管轄する労働基準監督署長に提出しなければならないとされている。参照！安衛法12条１項、安衛則２条２項・７条２項

問２　正解（1）

(1) ×　総括安全衛生管理者は、事業場ごとにおいて、その事業の実施を統括管理する者をもって充てなければならないとされている。注意！「準ずる者」は誤り。参照！安衛法10条２項

(2) ○　都道府県労働局長は、労働災害を防止するため必要があると認めるときは、総括安全衛生管理者の業務の執行について事業者に勧告することができるとされている。参照！安衛法10条３項

(3) ○　総括安全衛生管理者は、選任すべき事由が発生した日から14日以内に選任しなければならないとされている。参照！安衛則２条１項

(4) ○　事業者は、総括安全衛生管理者を選任したときは、遅滞なく、様式第三号による報告書（選任報告書）を、当該事業場の所在地を管轄する労働基準監督署長に提出しなければならないとされている。参照！安衛則２条２項

(5) ○　総括安全衛生管理者が統括管理する業務には、危険性又は有害性等の調査及びその結果に基づき講ずる措置に関することが含まれる。参照！安衛法10条、安衛則３条の２第２号

問３　正解（4）

(1) ○　産業医は、事業者が法人の場合には当該法人の代表者、法人でない場合には事業を営む個人、事業場においてその事業の実施を統括管理する者以外の者のうちから選任しなければならない。参照！安衛法13条、安衛則13

条1項2号

(2) ○　産業医の定期巡視は少なくとも毎月1回とされているが、産業医が、事業者から、毎月1回以上、一定の情報の提供を受けている場合であって、事業者の同意を得ているときは、少なくとも2か月に1回以上にすることができるとされている。参照！安衛則15条

(3) ○　事業者は、産業医が辞任したとき又は産業医を解任したときは、遅滞なく、その旨及びその理由を衛生委員会又は安全衛生委員会に報告しなければならないとされている。参照！安衛則13第4項

(4) ×　事業者は、総括安全衛生管理者が旅行、疾病、事故その他やむを得ない事由によって職務を行なうことができないときは、代理者を選任しなければならないが、産業医についてはこのような規定は存在しない。参照！安衛則13第4項

(5) ○　産業医の職務は、健康診断の実施及びその結果に基づく労働者の健康を保持するための措置に関することなどであるが、事業者が産業医に対して付与すべき権限には、産業医が労働者の健康管理等を適切に行うために必要な情報を労働者から収集することが含まれる。参照！安衛法13条4項、安衛則14条1項各号

問4　正解（1）

(1) ○　自覚症状の有無の検査は、省略できない検査項目とされている。

(2)、(3)、(4)、(5) ×　腹囲の検査、胸部エックス線検査、心電図検査、血中脂質検査は、いずれも厚生労働大臣が定める基準に基づき、医師が必要でないと認めるときは、省略することができるとされている。参照！安衛法66条、安衛則44条

問5　正解（2）

(1) ×　面接指導の対象となる労働者の要件は、原則として、休憩時間を除き1週間当たり40時間を超えて労働させた場合における、その超えた時間が1か月当たり80時間を超え、かつ、疲労の蓄積が認められる者とされている。参照！安衛法66条の8、安衛則52条の2第1項

(2) ○　事業者は、面接指導を実施するため、タイムカードによる記録等の客観的な方法その他の適切な方法により、労働者の労働時間の状況を把握しなければならないとされている。参照！安衛法66条の8の3、安衛則52条の7の3

(3) ×　事業者は、面接指導の結果を記録しなければならない。また、健康診断の結果に基づき、健康診断個人票を作成しなければならない。これらは、いずれも5年間の保存が義務付けられている。参照！安衛法66条の8第3項、安衛則51条・52条の6第1項

(4) ×　事業者は、面接指導の結果に基づき、労働者の健康を保持するために必要な措置について、原則として、面接指導が行われた後「遅滞なく」医師の意見を聴かなければならないとされている。注意！「3か月以内」とはされていない。参照！安衛法66条の8第4項、安衛則52条の7

(5) ×　事業者は、法に定める面接指導の結果に基づき、当該面接指導の結果の記録を作成して、これを5年間保存しなければならないとされている。参照！安衛法66条の8、安衛則52条の6第1項

問6　正解（2）

(1)、(3)、(4)、(5)　×　検査の実施者は、「医師、保健師、検査を行うために必要な知識についての研修であって厚生労働大臣が定めるものを修了した歯科医師、看護師、精神保健福祉士又は公認心理師」とされている。以上から正しい組み合わせは (2)「A，D」となる。参照！安衛法66条の10、安衛則52条の10第1項

(2)　○　上記参照。

問7　正解（1）

(1)　×　中央管理方式の空気調和設備を設けている建築物の事務室については、2か月以内ごとに1回、定期に、空気中の一酸化炭素及び二酸化炭素の含有率を測定しなければならないとされている。注意！「6か月以内」ごとに1回は誤り。参照！労働安全衛生法施行令21条5号、事務所衛生基準規則7条

(2)　○　事務室の建築、大規模の修繕又は大規模の模様替を行ったときは、その事務室における空気中のホルムアルデヒドの濃度を、その事務室の使用を開始した日以後所定の時期に1回、測定しなければならないとされている。参照！安衛令21条5号、事務所衛生基準規則5条・7条の2

(3)　○　燃焼器具を使用するときは、発熱量が著しく少ないものを除き、毎日、異常の有無を点検しなければならないとされている。参照！事務所衛生基準規則6条2項

(4)　○　事務室において使用する機械による換気のための設備については、2か月以内ごとに1回、定期に、異常の有無を点検しなければならないとされている。参照！事務所衛生基準規則9条

(5)　○　空気調和設備内に設けられた排水受けについては、原則として、1か月以内ごとに1回、定期に、その汚れ及び閉塞の状況を点検しなければならないとされている。参照！事務所衛生基準規則9条の2

問8　正解（2）

(1)、(3)、(4)、(5)　×　屋内作業場の気積は、設備の占める容積及び床面から4mを超える高さにある空間を除き、労働者1人について10㎥以上とされている。問題の屋内作業場の容積が、床面から4mを超える高さにある空間を除き150㎥であり、このうちの設備の占める分の容積が55㎥であるとは、屋内作業場の気積は95㎥となり、常時就業させることのできる最大の労働者数は9人となる。注意！労働者1人についての気積は、「{(床面積×高さ)－設備}÷人数＝気積」で求められる。参照！安衛則600条

(2)　○　上記記述を参照。

問9　正解（4）

(1)　○　時間外・休日労働に関する労使協定を締結し、これを所轄労働基準監督署長に届け出ている場合であっても、妊産婦が請求した場合には、管理監督者等の場合を除き、時間外・休日労働をさせてはならないとされている。参照！労働基準法32条・36条・41条2号・66条2項

(2)　○　1か月単位の変形労働時間制を採用している場合であっても、妊産婦が請求した場合には、管理監督者等の場合を除き、1週間及び1日それぞれの法定労働時間を超えて労働させてはならないとされている。参照！労働基

準法32条の4・66条1項

(3) ○　1年単位の変形労働時間制を採用している場合であっても、妊産婦が請求した場合には、管理監督者等の場合を除き、1週間及び1日それぞれの法定労働時間を超えて労働させてはならないとされている。参照！労働基準法32条の4・66条1項

(4) ×　妊産婦が請求した場合には、管理監督者等の場合であっても、他の軽易な業務に転換させなければならないとされている。参照！労働基準法66条3項

(5) ○　生理日の就業が著しく困難な女性が休暇を請求したときは、その者を生理日に就業させてはならないとされている。参照！労働基準法68条

問10　正解（2）

(1)、(3)、(4)、(5) ×　1週間の所定労働時間が30時間未満の労働者の場合には、労働基準法39条の年次有給休暇は適用されず、別に厚生労働省令で定められている。1週間の所定労働日数が通常の労働者の週所定労働日数に比べて相当程度少ないものとして厚生労働省令で定める日数は、週4日以下、もしくは1年間の所定労働日数216日以下とされており、労働日数、継続勤務期間に応じて、与えられる年次有給休暇日数が定められている。週所定労働日数4日、雇入れの日から起算して3年6か月継続勤務し、かつ直前の1年間に全労働日の8割以上出勤した労働者の場合には、年次有給休暇は10日とされている。参照！労働基準法39条1～3項、労働基準法施行規則24条の3

(2) ○　上記記述を参照。

労働衛生

問11　正解（4）

(1)、(2)、(3)、(5) ×　必要換気量とは、衛生上、1時間に入れ替える必要のある空気の量のことであるが、在室者1人当たりの必要換気量は、次の式で求められる。

必要換気量＝

$$\frac{\text{室内にいる人が1時間に呼出する二酸化炭素量}(m^3/h)}{\text{室内二酸化炭素基準濃度}(ppm) - \text{外気の二酸化炭素濃度}(ppm)} \times 1{,}000{,}000$$

在室することのできる最大の人数をXとすると、在室者X人全員の必要換気量600㎥/hを求める計算式は、次のようになる。

$$600 = \left(\frac{0.016}{1000-400} \times 1{,}000{,}000\right) \times X$$

$$X = 22.50\cdots$$

以上から、在室することのできる最大の人数は「(4) 22人」となる。

(4) ○　上記記述を参照。

問12　正解（5）

(1) ○　1**ルクス**（lx）は、1**カンデラ**（cd）の光源から、1m離れた所において、光軸に垂直な面が受ける明るさのことである。

(2) ○　部屋の彩色として、目の高さ以下は、まぶしさを防ぎ安定感を出すために濁色として、目より上方の壁や天井は、明るい色を用いるとよいとされている。

(3) ○　**全般照明**と**局部照明**を併用する場合には、全般照明による照度は、局部照明による照度の10分の1以上にするのが望ましいとされており、5分の1程度は適切といえる。

(4) ○　前方から明かりをとるときには、

目と光源を結ぶ線と視線とが作る角度は、30°以上になるようにするとされており、40°以上は適切といえる。

(5) × 事業者は、労働者を常時就業させる場所の照明設備について、6か月以内ごとに1回、定期に、点検しなければならないとされている。1年以内ごとに1回は誤り。参照！安衛則605条2項、事務所衛生基準規則10条3項

問13 正解（1）

(1) × **WBGT**（湿球黒球温度：Wet Bulb Globe Temperature）とは、「暑さ指数」とも呼ばれ、湿度、日射・輻射などの周辺の熱環境、気温の3要素を取り入れた指標であり、高温環境の評価に用いられる。それぞれ、自然湿球温度、黒球温度、乾球温度の値を使って計算する。基準値の単位は、気温と同じ「℃」で表され、基準値を超えると熱中症が発生するリスクが高まる。

(2) ○ 日射がある場合のWBGT値は、次の式で求められる。

WBGT値＝0.7×自然湿球温度＋0.2×黒球温度＋0.1×気温（乾球温度）

(3) ○ WBGTは、暑熱環境による熱ストレスの評価に用いられる。熱中症を予防することを目的として提案された指標である。

(4) ○ ＷＢＧＴ基準値は、身体に対する負荷が大きな作業の方が、負荷が小さな作業より小さな値となる。作業強度により、物差しとなるWBGT基準値を正しく選定して評価する必要がある。

(5) ○ ＷＢＧＴ基準値は、熱に順化している人に用いる値の方が、熱に順化していない人に用いる値より大きな値となる。例えば、中程度代謝率の作業区分でのＷＢＧＴ基準値（℃）は、熱に順化している人は28、熱に順化していない人は26となる。

問14 正解（3）

(1) ○ ガイドラインでは、喫煙専用室の出入口において、室外から室内に流入する空気の気流が、0.2m/s以上であることとされている。参照！職場における受動喫煙防止のためのガイドライン別紙（1）ア（ア）

(2) ○ ガイドラインでは、喫煙専用室のたばこの煙が室内から室外に流出しないよう、喫煙専用室は、壁、天井等によって区画されていることとされている。参照！上記ガイドライン別紙（1）ア（イ）

(3) × ガイドラインでは、出入口において、室外から室内に流入する空気の気流を6か月以内ごとに1回測定することとはされていない。

(4) ○ ガイドラインでは、喫煙専用室のたばこの煙が屋外又は外部の場所に排気されていることとされている。参照！上記ガイドライン別紙（1）ア（ウ）

(5) ○ ガイドラインでは、喫煙専用室の出入口の見やすい箇所に必要事項を記載した標識を掲示することとされている。参照！上記ガイドライン3（2）エ

問15 正解（2）

(1)、(3)、(4)、(5) ○ 快適な職場環境の形成のための措置の実施に関し、事業主が考慮すべき事項は、①継続的かつ計画的な取組、②労働者の意見の反映、③個人差への配慮、④潤いへの

配慮の4つである。参照！事業者が講ずべき快適な職場環境の形成のための措置に関する指針第3

(2) × 指針では、「快適な職場環境の基準値の達成」は、考慮すべき事項とはされていない。

問16 正解 (3)

(1) × 「職場における腰痛予防対策指針」においては、腰部保護ベルトは一律に使用するのではなく、個人ごとに効果を確認してから使用の適否を判断するとされている。参照！職場における腰痛予防対策指針2の(6)

(2) × 満18歳以上の男子労働者が人力のみにより取り扱う物の重量は、体重のおおむね40％以下となるように努めることとされており、50％は誤り。参照！上記指針別紙Ⅰの1

(3) ○ 満18歳以上の女子労働者が人力のみにより取り扱う物の重量は、男性が取り扱うことのできる重量の60％位までとされている。参照！上記指針別紙Ⅰの2

(4) × 指針では、従業員を当該作業に配置する際及びその後1年以内ではなく6か月以内ごとに1回、定期に、医師による腰痛の健康診断を実施することとされている。参照！上記指針4(1)

(5) × 立ち作業の場合、床面が硬い場合には、立っているだけでも腰部への衝撃が大きいので、クッション性のある作業靴やマットを利用して、衝撃を緩和することとされている。参照！上記指針別紙Ⅱの6の(1)

問17 正解 (1)

(1) × 虚血性心疾患は、冠状動脈硬化症ともいわれ、門脈ではなく冠動脈による心筋への血液の供給が不足したり途絶えることにより心筋の酸素不足が原因で起こる心筋障害である。

(2) ○ 虚血性心疾患は、冠状動脈硬化症ともいわれ、冠動脈による心筋への血液の供給が不足したり途絶えることにより心筋の酸素不足が原因で起こる心筋障害である。発症の危険因子には、高血圧、喫煙、脂質異常症などがある。

(3) ○ 虚血性心疾患とは、心臓のまわりを通っている冠動脈が動脈硬化などで狭くなったり、閉塞したりして心筋に血液が行かなくなること（心筋虚血）で起こる疾患であり、心筋の一部分に可逆的な虚血が起こる狭心症と、不可逆的な心筋壊死が起こる心筋梗塞とに大別される。

(4) ○ 心筋梗塞では、突然激しい胸痛が起こり、「締め付けられるように痛い」、「胸が苦しい」などの症状が数分から10分程度続き、1時間以上になることもある。胸痛以外にも、のどや奥歯、腕、背中、みぞおちなどが痛む「放散痛（関連痛）」という症状が現れることもある。

(5) ○ 狭心症と心筋梗塞では、主に前胸部、まれに左腕や背中に痛み、圧迫感を生じるが、発作の持続時間は通常数分間であり、長くても15分以内であることが多い。

問18 正解 (2)

(1)、(3)、(4)、(5) × 正しくは、「日本では、内臓脂肪の蓄積があり、かつ、血中脂質（中性脂肪、ＨＤＬコレステロール）、［Ａ　血圧］、［Ｂ　空腹時血糖］の三つのうち［Ｃ　二つ以上］が基準値から外れている場合にメタボリックシンドロームと診断される。」となる。

令和4年10月

(2) ○　上記記述を参照。

問19 正解（4）

(1) ○　ある事象と健康事象との間に、例えば、統計上、一方が多いと他方も多いという相関関係が認められた場合であっても、両者の間に因果関係があるとはいえない。

(2) ○　集団を比較する場合、調査の対象とした項目のデータの平均値が等しくても、分散が異なっていれば、両者は異なった特徴をもつ集団であると評価される。

(3) ○　健康管理統計において、ある時点での検査における有所見者の割合を有所見率といい、一定期間に有所見が発生した者の割合を発生率という。

(4) ×　正規分布とは、左右対称で平均を中心に左右に裾野を持つ富士山のような形だが、生体から得られたある指標が、この正規分布という型をとって分布する場合、そのバラツキの程度は、分散や標準偏差によって表される。

(5) ○　**静態データ**とは、特定時点における特定集団に関するデータであり、例えばある時点の日本の人口などである。一方、**動態データ**とは、ある期間内の集団に関するデータであり、例えば、週ごと、月々、四半期ごとの変動をとらえることを目的に作成される統計をいう。

問20 正解（5）

(1) ○　**毒素型食中毒**は、食物に付着した細菌が増殖する際に産生した毒素によって起こる食中毒であり、黄色ブドウ球菌やボツリヌス菌などによるものがある。

(2) ○　**感染型食中毒**は、食物に付着した細菌そのものの感染によって起こる食中毒であり、サルモネラ菌、腸炎ビブリオ、病原性大腸菌などによるものがある。

(3) ○　O－157やO－111は、ベロ毒素を産生する大腸菌であり、これらによる食中毒では、腹痛や出血を伴う水様性の下痢などの症状を呈する。

(4) ○　**ノロウイルス**は、ヒトの小腸粘膜で増殖するウイルスであり、ノロウイルスによる食中毒は、冬季に発生することが多く、潜伏期間は、1～2日間である。食品は加熱・洗浄、調理や食事前には十分な手洗いが重要といえる。

(5) ×　**腸炎ビブリオ菌**は、好塩菌の一種であり、沿岸の海水中や海泥中に存在するが、真水（水道水）の中では増殖しないことから、魚介類は、調理前に流水（水道水）で良く洗うことが必要となる。水温が15℃以上になると活発に活動するが、熱に強いとはいえず、煮沸すれば死滅する。

労働生理

問21 正解（3）

(1) ×　呼吸運動は、呼吸筋が収縮と弛緩をすることによって胸郭内容積を周期的に増減させることで行われる。胸膜の運動によるものではない。

(2) ×　肺胞内の空気と肺胞を取り巻く毛細血管中の血液との間で行われるガス交換を外呼吸という。肺胞と血液との間のガス交換が外呼吸、血液と細胞との間のガス交換が内呼吸である。

(3) ○　成人の呼吸数（正常呼吸）は、通常、1分間に16～20回であるが、食事、入浴、発熱などによって増加する。

(4) ×　**チェーンストークス呼吸**とは、

呼吸が徐々に増大と減少を繰り返し、最も減弱したときに呼吸がしばらく停止しているような周期的な異常呼吸である。中枢神経疾患、アルコール中毒、モルヒネ中毒、脳血管障害、心不全、腎不全、各種疾患の末期などにみられるが、喫煙が原因となるものではない。

(5) ×　身体活動時には、血液中の二酸化炭素分圧の上昇などにより延髄にある呼吸中枢が刺激されて、呼吸は深くなり、回数が増加する。窒素分圧の上昇ではない。

問22 正解（1）

(1) ×　心臓が規則正しく収縮と拡張を繰り返すのは、自律神経ではなく、洞房結節からの電気信号によるものである。

(2) ○　肺循環は、右心室から肺動脈を経て肺の毛細血管に入り、肺静脈を通って左心房に戻る血液の循環である。血液が心臓を出て肺を通り、心臓に戻る循環が肺循環である。

(3) ○　大動脈を流れる血液は、毛細血管で酸素と二酸化炭素、栄養分と老廃物の交換を行う動脈血であるが、肺動脈を流れる血液は、肺胞で二酸化炭素を排出して酸素を取り込む静脈血である。

(4) ○　心臓の拍動による動脈圧の変動を末梢の動脈で触知したものを脈拍といい、一般に、手首の橈骨動脈で触知する。心拍とは心臓が血液を送り出す時の拍動のことである。

(5) ○　心臓の壁を構成する心筋は、不随意筋だが、随意筋に特徴的な横紋筋を有している。心臓の筋肉は、収縮と拡張を繰り返すことで血液を全身に送り出しているが、この拍動は、自らの意思でコントロールすることはできず、自律神経の支配を受けている。

問23 正解（5）

(1) ×　体温調節に関わる自律神経系の中枢は、脳幹の延髄ではなく視床下部にある。

(2) ×　高温にさらされて体温が正常以上に上昇すると、皮膚の血管が弛緩して血流量を増加するとともに、体内の代謝活動が抑制されて熱の産生量が減少し、人体からの放熱が促進される。記述は、寒冷な環境における人体の状態についてのものである。

(3) ×　体温調節のように、外部環境が変化しても身体内部の状態を一定に保つ生体の仕組みは、同調性ではなく恒常性という。

(4) ×　人体は、発汗によって体温を下げている。水1gの気化熱は約0.58kcalであることから、10gの汗が蒸発すると5.8kcalの熱が奪われる。人体の比熱は約0.83であり、体重70kgの人の熱容量は0.83 × 70 = 58.1kcalとなる。以上から、10gの汗が蒸発すると、体温を0.1℃下げることになる。

(5) ○　放熱は、蒸発、輻射、対流、伝導などの物理的な過程で行われるが、蒸発による熱放散には、発汗と不感蒸泄がある。

問24 正解（4）

(1) ○　**ガストリン**には、胃の粘膜から分泌されて胃酸の分泌を促進する働きがある。

(2) ○　**アルドステロン**とは、副腎皮質から分泌されるホルモンの一種であり、体液中の塩類バランスを調節する機能がある。

(3) ○　**パラソルモン**は、副甲状腺から分泌されるホルモンの一種であり、血液中のカルシウムの濃度を上昇させる働きがある。

(4) × **コルチゾール**とは、膵臓ではなく副腎皮質から分泌されるホルモンの一種であり、炭水化物、脂肪、蛋白の代謝を制御する働きがある。

(5) ○ **副腎皮質刺激ホルモン**は、下垂体前葉から分泌されて副腎皮質に働き、副腎皮質ホルモンの生合成と分泌を促すホルモンである。

問25 正解 (3)

(1) × 血中の老廃物は、尿細管ではなく糸球体からボウマン嚢に濾し出される。糸球体でろ過された原尿は、尿細管などで塩分や蛋白質などが再吸収される。

(2) × 糸球体には汚れた血液をきれいにする働きがあり、体に不必要なものは濾し出されるが、蛋白質は体に必要なものとして濾し出されない。

(3) ○ 血中のグルコースは分子が小さいことから、いったん糸球体からボウマン嚢に漉し出されるが、尿細管で再吸収されて血管に戻される。

(4) × 原尿中に濾し出された塩分などの電解質の多くは、ボウマン嚢ではなく尿細管から血中に再吸収される。

(5) × 原尿中に濾し出された水分の大部分は、そのまま尿として排出されるのではなく、尿細管で再吸収されて水分量が調整される。

問26 正解 (4)

(1) ○ 外耳では音を集め、中耳では外耳から伝わってきた振動を内耳へ伝え、内耳では伝わってきた振動を電気信号に変換して脳に伝えている。

(2) ○ 外耳と中耳は音の振動を伝える伝音系の器官であり、内耳は振動を電気信号に変換する感音系の器官である。

(3) ○ 内耳は、耳の最深部の骨壁に囲まれた部分であり、聴覚をつかさどる蝸牛と、平衡感覚をつかさどる前庭と半規管の３つの部分からなっている。

(4) × 前庭には球形嚢と卵形嚢があり、それぞれに有毛細胞がある。この有毛細胞の上に耳石が乗っていて、身体の傾きとともに、耳石も重力の方向へ傾くことで、身体の傾きを感知することができる。三半規管はリンパ液で満たされており、身体の動きに合わせてリンパ液が流れることで身体の回転を感知することができる。

(5) ○ 鼓室の内圧は通常は外気圧と等しく保たれているが、中耳の中の気圧と外気圧が異なった場合には、鼓膜が鼓室側に押し込まれたり、外耳道側に押し出されて、音が聞こえにくくなることがある。

問27 正解 (5)

(1) ○ 神経細胞とは、神経系を構成する基本的な単位であり、電気信号を発して情報をやりとりする細胞で、ニューロンとも呼ばれる。

(2) ○ 脊髄は、脳と同じく灰白質と白質から成っており、脊髄の横断面は楕円形で、中心に脳脊髄液で満たされている中心管があり、その周りに灰白質がＨ状に存在し、さらにその周りを白質が囲んでいる。

(3) ○ 脳の内側の髄質は神経線維の多い白質であり、感覚、運動、思考などの作用を支配する中枢として機能している。一方で、大脳の外側の皮質は、神経細胞の細胞体が集合した灰白質である。

(4) ○ 自らの意思に関わって働く機能に関与するのが体性神経であり、自らの意思とは関係なく働く機能調節が自律神経である。

(5) × 交感神経系には身体の機能をより活動的に調節する働きがある。一方で、副交感神経系の働きにより、食物の消化に関わる機能が活発になる。

問28 正解 (4)

(1) ○ 血液は、液体成分である血漿と、有形成分である血球からなっている。そして、血液の約55%は血漿、残りの約45%は有形成分である。

(2) ○ **アルブミン**は、血漿蛋白のなかで約60%を占める蛋白質である。膠質浸透圧を維持する働きをしており、血管内に水分を保持する役割がある。

(3) ○ **白血球**には、主に好中球、リンパ球、単球、好酸球、好塩基球の5種類がある。

(4) × 白血球の一成分である**リンパ球**には、抗体を産生するBリンパ球、細菌や異物を認識し攻撃するTリンパ球などがあり、免疫反応に関与している。血小板の一成分ではない。

(5) ○ 体内を流れている血液は凝固しないが、出血すると血小板の凝集が起こり血栓を作る。次に血液凝固因子が働いてフィブリノーゲンがフィブリンとなり、血小板血栓をおおい固める。

問29 正解 (3)

(1)、(2)、(4)、(5) ○ 肝臓には、コレステロール、尿素の合成、胆汁の生成・分泌、血液凝固物質や血液凝固阻止物質の合成などの様々な働きがある。

(3) × 運動によって乳酸は増加するが、増加した乳酸は血液中に放出されて肝臓に運ばれ、グルコースの再生材料として消費される。ビリルビンとは赤血球中のヘモグロビンが壊れてできる色素であり、肝臓で処理されて胆汁中に捨てられる。肝臓では乳酸の合成は行われず、ビリルビンを分解する働きはない。

問30 正解 (2)

(1) ○ 胆汁それ自体には消化酵素は含まれないが、脂肪の消化・吸収を促進する働きがある。

(2) × 脂肪は、膵臓から分泌される消化酵素であるリパーゼにより脂肪酸とグリセリンに分解されて、小腸の絨毛から吸収される。膵アミラーゼによって分解されるものではない。

(3) ○ 肝臓には、蛋白の合成・栄養の貯蔵、有害物質の解毒・分解、有害物質の解毒・分解の働きがある。

(4) ○ 血液中には脂質として、コレステロール、中性脂肪、リン脂質、遊離脂肪酸の4種類がある。

(5) ○ アデノシン三リン酸（ATP）は、アデノシンに3つのリン酸基（P）が結合しており、ATP分解酵素の働きによってATPが加水分解すると、ひとつのリン酸基（P）がはずれてADP（アデノシン二リン酸）となる。その際にエネルギーを放出するが、このエネルギーを使って筋の収縮が行われる。

令和４年４月　公表試験問題の解答・解説

関係法令

問１　正解（1）

(1) ×　常時200人以上の労働者を使用する各種商品小売業の事業場には、総括安全衛生管理者を選任する義務はない。**注意！**常時300人以上の労働者を使用する各種商品小売業には選任義務がある。**参照！**安衛法10条１項、安衛令２条

(2) ○　常時使用する労働者数が1,000人を超え2,000人以下の事業場では、少なくとも４人以上の衛生管理者を選任しなければならない。**参照！**安衛法12条１項、安衛令４条、安衛則７条１項４号

(3) ○　常時50人以上の労働者を使用する通信業の事業場では、第二種衛生管理者免許を受けた者のうちから衛生管理者を選任することができるとされている。**参照！**安衛法12条１項、安衛令４条、安衛則７条１項３号ロ

(4) ○　２人以上の衛生管理者を選任する場合、そのうち１人についてはその事業場に専属でない労働衛生コンサルタントのうちから選任することができるとされている。**参照！**安衛法12条１項、安衛則７条１項２号・10条３号

(5) ○　常時使用する労働者数にかかわらず、深夜業を含む業務に常時500人以上の労働者を従事させる事業場では、その事業場に専属の産業医を選任しなければならないとされている。**参照！**安衛法13条、安衛令５条、安衛則13条１項３号ヌ

問２　正解（4）

(1) ×　衛生委員会の議長となる委員は、原則として、総括安全衛生管理者又は総括安全衛生管理者以外の者で事業場においてその事業の実施を統括管理するもの若しくはこれに準ずる者のうちから事業者が指名した者とされている。**参照！**安衛法17条・18条

(2) ×　衛生委員会の議長を除く委員の半数については、当該事業場に労働者の過半数で組織する労働組合があるときにおいてはその労働組合、労働者の過半数で組織する労働組合がないときにおいては労働者の過半数を代表する者の推薦に基づき事業主が指名しなければならないとされている。**注意！**衛生委員会の規定は、安全委員会の規定を準用する。**参照！**安衛法17条４項・18条４項

(3) ×　衛生管理者として選任している事業場に専属ではない労働衛生コンサルタントも、衛生委員会の委員として指名することができる。**注意！**衛生委員会の委員が事業場の専属でなければならないとはされていない。**参照！**安衛法18条２項

(4) ○　衛生委員会の付議事項には、労働者の健康の保持増進を図るため必要な措置の実施計画の作成に関することが含まれている。**参照！**安衛則22条１項10号

(5) ×　衛生委員会は、毎月１回以上開催し、委員会における議事で重要なものに係る記録を作成して３年間保存しなければならないとされている。**参照！**安衛則23条１項・４項

問3　正解（4）

(1) ○　総括安全衛生管理者は、事業場においてその事業の実施を統括管理する者をもって充てなければならないとされている。参照！安衛法 10 条 2 項

(2) ○　都道府県労働局長は、労働災害を防止するため必要があると認めるときは、総括安全衛生管理者の業務の執行について事業者に勧告することができるとされている。参照！安衛法 10 条 3 項

(3) ○　総括安全衛生管理者が旅行、疾病、事故その他やむを得ない事由によって職務を行うことができないときは、代理者を選任しなければならないとされている。参照！安衛則 3 条

(4) ×　産業医が行う作業場等の巡視について、2 か月に 1 回以上とすることができるのは、①安衛則 11 条 1 項に定める衛生管理者が行う巡視の結果、及び、②労働者の健康障害を防止し、労働者の健康を保持するために必要な情報であって、衛生委員会又は安全衛生委員会における調査審議を経て事業者が産業医に提供することとした情報の提供を受けて事業主の同意を得ている場合である。衛生委員会の議事概要だけではない。参照！安衛則 11 条 1 項・15 条

(5) ○　事業者は、安衛法に基づく産業医による勧告の内容及び勧告を踏まえて講じた措置の内容（措置を講じない場合には、その旨及びその理由）を記録し、これを 3 年間保存しなければならないとされている。参照！安衛法 13 条 5 項、安衛則第 14 条の 3

問4　正解（2）

(1) ○　雇入時の健康診断においては、医師の健康診断を受けたのち、3 か月を経過しない者を雇い入れる場合は省略できる。参照！安衛則 43 条

(2) ×　雇入時の健康診断については、定期健康診断とは異なり、医師が必要でないと認めるときは健康診断の項目を省略できるという規定はない。参照！安衛則 44 条 2 項

(3) ○　事業者は、事業場において実施した雇入時の健康診断の項目に異常の所見があると診断された労働者については、その結果に基づき、健康を保持するために必要な措置について、健康診断実施日から 3 か月以内に、医師の意見を聴かなければならないとされている。参照！安衛法 66 条の 4

(4) ○　事業者は、健康診断の結果に基づき、健康診断個人票（健康診断結果の記録）を作成して、これを 5 年間保存しなければならないとされている。参照！安衛則 43 条・51 条

(5) ○　雇入時の健康診断の結果について、所轄労働基準監督署長への報告は求められていない。参照！安衛則 52 条

問5　正解（5）

(1) ×　大掃除は 6 か月以内ごとに 1 回行わなければならないとされており、違反となる。参照！安衛則 619 条

(2) ×　法令では、常時 50 人以上又は常時女性 30 人以上の労働者を使用するときは、臥床できる休養室又は休養所を男性用・女性用に区別して設けなければならないとされており、男性 25 人、女性 25 人の事業場には設置義務があり、違反となる。参照！安衛則 618 条

(3) ×　屋内作業場の気積は、設備の占める容積及び床面から 4 m を超える高さにある空間を除き、労働者 1 人につ

いて10㎥以上とされており、4mを超える高さにある空間を除き500㎥とは、1人について10㎥以下となり、違反となる。注意！気積は、「{(床面積×高さ)－設備}÷人数＝気積」で求められる。参照！安衛則600条

(4) × 事業場に附属する食堂の床面積は、食事の際の1人について1㎡以上とされており、1人について、0.8㎡は違反となる。参照！安衛則630条

(5) ○ 換気設備のない屋内作業場においては、窓その他の開口部の直接外気に向かって開放できる部分の面積は、常時床面積の20分の1以上とされており、床面積の15の1では違反とはならない。参照！安衛則601条1項

問6 正解 (3)

(1) × 常時使用する労働者数が10人未満の事業場であっても、教育を省略することはできない。注意！雇入れ時の安全衛生教育には事業場の規模は無関係。参照！安衛法59条1項、安衛則35条

(2) × 1か月以内の期間を定めて雇用する労働者であっても、教育を省略することはできない。注意！雇入れ時の安全衛生教育には雇用期間は無関係。参照！安衛法59条1項、安衛則35条

(3) ○ 飲食店の事業場は労働安全衛生法施行令2条2号の対象業種であり、「作業手順に関すること」については省略することができる。参照！安衛法59条1項、安衛令2条2号、安衛則35条

(4) × 旅館業の事業場では、「作業開始時の点検に関すること」についての教育をはじめ、すべての項目の教育を省略することはできない。参照！安衛法10条1項、安衛令2条2号、安衛則35条1項3号

(5) × 一般の雇入時の教育については、その記録の作成保存についての定めはない。

問7 正解 (3)

(1) × 事業者は、常時使用する労働者に対し、6か月ではなく、1年以内ごとに1回、定期に、法に規定する心理的な負担の程度を把握するための検査を行わなければならないとされている。参照！安衛法66条の10第1項、安衛則52条の9

(2) × 事業者は、検査を受けた労働者に対し、当該検査を行った医師等から、遅滞なく、当該検査の結果が通知されるようにしなければならないとされているが、衛生管理者への通知は定められていない。労働者の個別の同意がなければ、事業者に通知することは禁止されている。また、第三者に結果を漏らすことも禁じられている。参照！安衛法66条の10第2項、安衛則52条の12

(3) ○ **ストレスチェック**の項目は、①職場における当該労働者の心理的な負担の原因に関する項目、②心理的な負担による心身の自覚症状に関する項目、③職場における他の労働者による当該労働者への支援に関する項目である。参照！安衛法66条の10第1項、安衛則52条の9

(4) × 事業者は、労働者から面接指導の申出があったときは、遅滞なく、面接指導を行わなければならないとされている。対象の労働者全員ではなく、申出を行った労働者に対して行う。参照！安衛法66条の10第1項、安衛則52条の9

(5) × 事業者は、ストレスチェック検

査の結果、面接指導の結果の記録を作成して、いずれも5年間保存しなければならないとされている。参照！安衛法66条の10第4項、安衛則52条の13・18

問8 正解（4）

(1) ○ 事業者は、燃焼器具を使用するときは、発熱量が著しく少ないものを除き、毎日、異常の有無を点検しなければならないとされている。参照！事務所衛生基準規則6条2項

(2) ○ 機械による換気のための設備については、2か月以内ごとに1回、定期に、異常の有無を点検しなければならないとされている。参照！事務所衛生基準規則9条

(3) ○ 事業者は、空気調和設備内に設けられた排水受けについては、原則として、1か月以内ごとに1回、定期に、その汚れ及び閉塞の状況を点検し、必要に応じ、その清掃等を行わなければならないとされている。参照！事務所衛生基準規則9条の2第4号

(4) × 事業者は、中央管理方式の空気調和設備を設けた建築物の事務室については、2か月以内ごとに1回、空気中の一酸化炭素及び二酸化炭素の含有率、室温及び外気温並びに相対湿度を、定期に測定しなければならないとされている。また、2か月以内ごとに1回、定期に、異常の有無を点検しなければならないとされている。参照！事務所衛生基準規則7条1項1号・9条

(5) ○ 事業者は、事務室の建築、大規模の修繕又は大規模の模様替を行ったときは、事務室の使用開始後所定の期間に1回、その事務室の空気中のホルムアルデヒドの濃度を測定しなければならないとされている。参照！事務所衛生基準規則7条の2

問9 正解（2）

(1)、(3)、(4)、(5) × 1週間の所定労働時間が30時間未満の労働者の場合には、労働基準法39条の年次有給休暇は適用されず、別に厚生労働省令で定められている。1週間の所定労働日数が通常の労働者の週所定労働日数に比べて相当程度少ないものとして厚生労働省令で定める日数は、週4日以下、もしくは1年間の所定労働日数216日以下とされており、労働日数、継続勤務期間に応じて、与えられる年次有給休暇日数が定められている。週所定労働日数4日、雇入れの日から起算して3年6か月継続勤務し、かつ直前の1年間に全労働日の8割以上出勤した労働者の場合には、年次有給休暇は10日とされている。参照！労働基準法39条1～3項、労働基準法施行規則24条の3

(2) ○ 上記参照。

問10 正解（4）

(1) ○ 妊産婦とは、「妊娠中の女性及び産後1年を経過しない女性」とされている。参照！労働基準法64条の3第1項

(2) ○ 使用者は、妊娠中の女性が請求した場合においては、他の軽易な業務に転換させなければならないとされている。参照！労働基準法65条3項

(3) ○ 1年単位の変形労働時間制を採用している場合であっても、妊産婦が請求した場合には、管理監督者等の場合を除き、1週間及び1日それぞれの法定労働時間を超えて労働させてはならないとされている。参照！労働基準法32条の4・66条1項

(4) × **フレックスタイム制**を採用している場合には、勤務時間を労働者自身の裁量に任せることから、妊産婦に対する労働時間の特例は設けられておらず、誤りとなる。参照！労働基準法32条の3

(5) ○ 生理日の就業が著しく困難な女性が休暇を請求したときは、その者を生理日に就業させてはならないとされている。参照！労働基準法68条

労働衛生

問11 正解（4）

A ○ 人間の呼気の成分の中で、酸素の濃度は約16%、二酸化炭素の濃度は約4%、残りのほとんどは窒素である。

B × 新鮮な外気中の酸素濃度は約21%、二酸化炭素濃度は、0.03～0.04%程度である。

C ○ 室における必要換気量（㎥/h）は、次の式により算出される。

$$x = \frac{\text{室内にいる人が1時間に呼出する二酸化炭素量(㎥/h)}}{\text{室内二酸化炭素基準濃度(\%)} - \text{外気の二酸化炭素濃度(\%)}} \times 100$$

D × 必要換気量の算出に当たっての室内二酸化炭素基準濃度は、通常、0.1%とする。

●必要換気量の算出に用いられる数値

室内二酸化炭素基準濃度	0.1%
外気の二酸化炭素濃度	0.03～0.04%
人が呼出する二酸化炭素量	4%

以上から、誤っているものの組み合わせは「(4) B, D」となる。

問12 正解（5）

(1) ○ **WBGT**（湿球黒球温度：Wet Bulb Globe Temperature）とは、「暑さ指数」とも呼ばれ、湿度、日射・輻射などの周辺の熱環境、気温の3要素を取り入れた指標であり、高温環境の評価に用いられる。それぞれ、自然湿球温度、黒球温度、乾球温度の値を使って計算する。日射がない場合のWBGT値は、次の式で求められる。

WBGT値＝0.7×自然湿球温度＋0.3×黒球温度

(2) ○ **熱中症**は、高温多湿な環境下に

おいて、体内の水分及び塩分（ナトリウム等）のバランスが崩れたり、体内の調整機能が破綻する等して、発症する障害の総称である。

(3) ○ 「職場における熱中症予防基本対策要綱」では、WBGT 基準値が前提としている条件に当てはまらないとき又は着衣補正値を考慮した WBGT 基準値を算出することができないときは、WBGT 基準値を超え、又は超えるおそれのある場合と同様に、第2の熱中症予防対策の徹底を図らなければならない場合があるとしている。

(4) ○ **WBGT基準値**は、身体に対する負荷が大きな作業の方が、負荷が小さな作業より小さな値となる。作業強度により、物差しとなる WBGT 基準値を正しく選定して評価する必要がある。

(5) × 温度感覚を左右する環境条件は、気温、湿度、風速及びふく射（放射）熱の要素で決まる。

問13 正解 (4)

(1) ○ 北向きの窓では、直射日光はほとんど入らないが、一年中平均した明るさが得られる。南向きの窓では、直射日光が入るが、明るさの差が大きい。

(2) ○ 全般照明と局部照明を併用する場合には、全般照明による照度は、局部照明による照度の 10 分の 1 以上にするのが適切とされており、5 分の 1 程度は適切といえる。

(3) ○ 前方から明かりをとるときには、目と光源を結ぶ線と視線とが作る角度は、30° 以上になるようにする。40° 程度は適切といえる。

(4) × 事業者は、労働者を常時就業させる場所の照明設備について、6か月以内ごとに1回、定期に、点検しなければならないとされている。1年以内ごとに1回は誤り。（参照！）安衛則 605 条2項

(5) ○ 部屋の彩色に当たり、目の高さから上の壁及び天井は、照明効果を上げるために明るい色を配色し、目の高さから下は、まぶしさを防ぐために濁色にするとよい。

問14 正解 (2)

(1) ○ ガイドラインには、喫煙専用室の出入口において、室外から室内に流入する空気の気流が、0.2 メートル毎秒以上であることとされている。（参照！）「職場における受動喫煙防止のためのガイドライン」「別紙1 健康増進法における技術的基準等の概要」2－(1) ア (ア)

(2) × 喫煙専用室の出入口における室外から室内に流入する空気の気流について、6カ月以内ごとに1回測定することという規定は存在しない。

(3) ○ ガイドラインには、喫煙専用室のたばこの煙が室内から室外に流出しないよう、壁、天井等によって区画されていることとされている。（参照！）同上ガイドライン別紙1 2－(1) ア (イ)

(4) ○ ガイドラインには、喫煙専用室のたばこの煙が屋外又は外部の場所に排気されていることとされている。（参照！）同上ガイドライン別紙1 2－(1) ア (ウ)

(5) ○ ガイドラインには、喫煙専用室の出入口の見やすい箇所に必要事項を記載した標識を掲示しなければならないとされている。（参照！）同上ガイドライン別紙1 2－(1) イ

令和4年4月

問15 正解 (2)

(1) ○ **計数データ**とは対象人数、受診者数などの個数のデータ、**計量データ**とは身長、体重などの連続的な量のデータである。

(2) × **正規分布**とは、左右対称で平均を中心に左右に裾野を持つ富士山のような形だが、生体から得られたある指標が、この正規分布という型をとって分布する場合、そのばらつきの程度は、平均値や最頻値ではなく、分散や標準偏差によって表される。

(3) ○ 集団を比較する場合、調査の対象とした項目のデータの平均値が正常であっても、分散が大きければ正常ではないといえる。分散が異なっていれば、両者は異なった特徴をもつ集団であると評価される。

(4) ○ ある事象と健康事象との間に、例えば、統計上、一方が多いと他方も多いという相関関係が認められた場合であっても、両者の間に必ず因果関係があるとまではいえない。

(5) ○ **静態データ**とは、ある時点の集団に関するデータ、**動態データ**とは、ある期間の集団に関するデータである。静態データの例には国勢調査による人口調査、動態データの例には1年間における出生数や死亡数などがある。

問16 正解 (3)

(1) × 腰痛予防対策指針では、腰痛の発生要因を排除又は低減できるよう、作業動作、作業姿勢、作業手順、作業時間等について、作業標準を策定することとしている。参照！職場における腰痛予防対策指針2 (4) イ

(2) × 指針では、満18歳以上の男子労働者が人力のみにより取り扱う物の重量は、体重のおおむね40％以下となるように努めることとされており、50％は誤り。参照！上記指針別紙Ⅰの1

(3) ○ 指針では、満18歳以上の女子労働者が人力のみにより取り扱う物の重量は、男性が取り扱うことのできる重量の60％位までとされている。参照！上記指針別紙Ⅰの2

(4) × 指針では、従業員を当該作業に配置する際及びその後1年以内ではなく6か月以内ごとに1回、定期に、医師による腰痛の健康診断を実施することとされている。参照！上記指針4 (1)

(5) × 指針では、腰部保護ベルトは一律に使用するのではなく、個人ごとに効果を確認してから使用の適否を判断するとされている。参照！上記指針2の (6)

問17 正解 (5)

(1) ○ 指針には「この指針は、労働安全衛生法の規定に基づき機械、設備、化学物質等による危険又は健康障害を防止するため事業者が講ずべき具体的な措置を定めるものではない。」としている。参照！「労働安全衛生マネジメントシステムに関する指針」(令和元年厚生労働省告示第54号) 第2条

(2) ○ 指針には、このシステムは、「生産管理等事業実施に係る管理と一体となって運用されるもの」としている。参照！上記指針第3条

(3) ○ 指針には、このシステムでは、「事業者は、安全衛生方針を表明し、労働者及び関係請負人その他の関係者に周知させる」とし、「安全衛生方針は、事業場における安全衛生水準の向上を図るための安全衛生に関する基本的考え方を示すもの」としている。

参照！ 上記指針第５条

(4) ○ 指針には、「事業者は、安全衛生目標を達成するため、事業場における危険性又は有害性等の調査の結果等に基づき、一定の期間を限り、安全衛生計画を作成する」としている。

参照！ 上記指針第12条

(5) × 指針には、システム監査とは「事業者が行う調査及び評価をいう」としており、外部の機関による監査を受けなければならないとはされていない。参照！ 上記指針第３条

問18 正解 (1)

(1) ○ 正しくは「日本人のメタボリックシンドローム診断基準で、腹部肥満（[A 内臓] 脂肪の蓄積）とされるのは、腹囲が男性では [B 85] cm以上、女性では [C 90] cm以上の場合であり、この基準は、男女とも [A 内臓] 脂肪面積が [D 100] ㎠以上に相当する。」となる。

(2)、(3)、(4)、(5) × 上記記述を参照。

問19 正解 (3)

(1) × **毒素型食中毒**は、食物に付着した細菌が増殖する際に産生した毒素によって起こる食中毒であり、黄色ブドウ球菌やボツリヌス菌などによるものがある。

(2) × **感染型食中毒**は、食物に付着した細菌そのものの感染によって起こる食中毒であり、サルモネラ菌、腸炎ビブリオ、病原性大腸菌などによるものがある。

(3) ○ O－157やO－111は、ベロ毒素を産生する大腸菌で、これらによる食中毒は、腹痛や出血を伴う水様性の下痢などの症状を呈する。

(4) × **ボツリヌス菌**は、缶詰、真空パック食品、魚肉発酵食品などを媒介食品とする。嫌気性であり、酸素の少ない状態で増殖し、毒性の強い神経毒を産生するが、熱に強い芽胞を作るため、120℃４分間（あるいは100℃６時間）以上の加熱が必要とされている。

(5) × **ノロウイルス**は、手指、食品などを介して経口で感染し、腸管で増殖して、嘔吐、下痢、腹痛などの急性胃腸炎を起こすもので、集団食中毒として発生するのは冬季が多い。

問20 正解 (1)

(1) × **不顕性感染**とは、宿主が病原体に感染しても症候が出現しない状態のことであり、記述は**日和見感染**についてのものである。

(2) ○ **キャリア**とは、病原性のあるウイルスに感染しながら、その後発症することなく、持続的に感染している状態にある人のことであり、感染源となって感染症拡大の原因となる。

(3) ○ **飛沫感染**とは、微生物が含まれている飛沫（５μmより大きい水滴）を直接吸い込むことで感染すること。飛沫核（５μm以下の小粒子）による感染が**空気感染**である。

(4) ○ **風しん**は、風しんウイルスによって引き起こされる急性の風しんウイルスによっておこる急性の発疹性感染症で、風しんへの免疫がない集団において、１人の風しん患者から５～７人にうつす強い感染力を有する。

(5) ○ **インフルエンザウイルス**には、Ａ型、Ｂ型、Ｃ型及びＤ型の４種類があるが、人間が感染するのは、Ａ型、Ｂ型及びＣ型の３種類である。Ａ型、Ｄ型は、人以外の哺乳類や鳥類にも感染する。

令和４年４月

労働生理

問21 正解（5）

(1) ○　呼吸運動は、主として横隔膜、肋間筋などの呼吸筋によって胸郭内容積を周期的に増減し、それに伴って肺を伸縮させることにより行われる。主に肋間筋を使う呼吸が胸式呼吸、主に横隔膜を使う呼吸が腹式呼吸である。

(2) ○　胸腔などの胸郭内容積が増し、内圧が低くなることで、肺内へ空気が流れ込む。この時、鼻腔、気管などの気道を経て肺内へ流れ込む空気が吸気である。

(3) ○　呼吸器官から酸素を取り入れ、二酸化炭素を放出するのが外呼吸であり、肺胞で行われる。一方で、血管内の血液にとけ込んだ二酸化炭素を、肺に送ってガス交換を行うことが内呼吸であり、これは細胞で行われる。

(4) ○　成人の呼吸数は、通常、1分間に16～20回であるが、食事、入浴、発熱などによって増加する。

(5) ×　呼吸に関与する筋肉は、間脳の視床下部ではなく、延髄の網様体にある呼吸中枢によって支配されている。

問22 正解（1）

(1) ×　大動脈を流れる血液は、毛細血管で酸素と二酸化炭素、栄養分と老廃物の交換を行った動脈血であるが、肺動脈を流れる血液には二酸化炭素が多く含まれており、肺胞でこれを排出して酸素を取り込んだ血液が肺静脈を流れている。

(2) ○　**体循環**は、左心室から大動脈に入り、毛細血管を経て静脈血となり右心房に戻ってくる血液の循環である。血液は、心臓を出て全身に回り、毛細血管から心臓に戻ってくる。

(3) ○　心筋は、横紋筋に分類されるが、運動神経の支配で収縮運動を起こす横紋筋細胞の骨格筋とは異なり、自ら収縮運動をする自動性を持っている。

(4) ○　心筋は、心臓壁の大部分を構成しており、心臓拍動のための収縮を行っている。

(5) ○　動脈は、心臓から送り出される血液を全身に運ぶ血管であり、酸素や栄養素を運ぶ重要な役割を持っている。通常は弾力性がありしなやかだが、加齢による老化や様々な危険因子によって厚く硬くなってしまうのが動脈硬化である。

問23 正解（2）

(1) ○　寒冷にさらされ体温が正常より低くなると、皮膚の血管を収縮させて血流量を減らし、皮膚温を下げる。血管を弛緩させて血流量を増やすと皮膚温は上がる。

(2) ×　高温にさらされて体温が正常以上に上昇すると、皮膚の血管が弛緩して血流量を増加するとともに、内臓の血流量が低下して体内の代謝活動が抑制され、熱の産生量が減少する。

(3) ○　恒常性は生物のもつ重要な性質のひとつであり、生体全体の恒常性は、何重もの調整メカニズムによって保たれている。

(4) ○　汗が蒸発することで、気化熱により体温を下げている。水の気化熱は1mlにつき約0.58kcalであり、水が100ml蒸発すると58kcalの熱が奪われることになる。人体の比熱は約0.83なので、体重70kgの人の熱容量は70×0.83=58.1kcalとなる。これは水が100ml蒸発するのとほぼ同じ熱量であり、汗を100mlかくと体温が1℃下がることになる。

(5) ○　放熱は、蒸発、輻射、対流、伝導などの物理的な過程で行われるが、蒸発による熱放散には、発汗と不感蒸泄がある。

問24 正解（3）

(1) ○　肝臓には、血液中の身体に有害な物質を分解する働きがある。

(2) ○　肝臓には、ブドウ糖をグリコーゲンに変えて蓄える働きがある。

(3) ×　ビリルビンは、赤血球中に含まれるヘモグロビンの分解産物である。肝臓には、ビリルビンを分解する働きはない。

(4) ○　血液凝固因子の多くは、肝臓で合成される。

(5) ○　血液凝固阻止物質ヘパリンは、肝臓で生成される。

問25 正解（4）

(1)、(2)、(3)、(5) ×　男女間では検査値の基準範囲が異なることがある。男性のほうが女性より検査値が高い血液検査項目には、赤血球数、ヘモグロビン、ヘマトクリット、クレアチニン、尿酸、中性脂肪、γ-GTなどがあり、女性のほうが男性より値が高い項目には、HDL- コレステロールがある。また、基礎代謝量も男性の方が高いとされている。違いの原因として、男性ホルモン、女性ホルモンの影響、生活習慣の違いなどが考えられている。

(4) ○　白血球は「免疫」を司る血球成分であるが、その基準値には男女差がみられない。

問26 正解（2）

(1) ○　蛋白質には動物性と植物性があるが、その大きな違いは必須アミノ酸のバランスの違いといえる。

(2) ×　タンパク質の分解（消化）は、胃から始まる。胃酸によって変性し、消化酵素ペプシンによって分解された後、十二指腸に分泌されて消化酵素によってアミノ酸でできたペプチドの状態まで分解されて、小腸の粘膜上皮細胞から吸収される。膵リパーゼは膵分泌液中に含まれており、摂取された脂肪の多くは腸内で膵リパーゼによって分解される。

(3) ○　人体の細胞は、20 種類のアミノ酸を原料として毎日 1 兆個が新しく作りかえられている。これが新陳代謝である。

(4) ○　肝臓は、静脈血からアミノ酸を取り出して、人間に必要な蛋白質に組み替えて、体の必要な場所へ送り出している。

(5) ○　人間の体には蛋白質や脂質に由来する物質からブドウ糖を生成する機能が備わっており、これによって人間の血糖値は常に適正な範囲内でコントロールされている。

問27 正解（5）

(1) ○　眼は、瞳孔の周りの虹彩が伸び縮みをすることで、瞳孔の大きさが変化して眼に入る光の量を調整している。虹彩は、角膜と水晶体の間にある薄い膜のことであり、瞳孔の大きさを調節して網膜に入る光の量を調節している。

(2) ○　平行光線が網膜の後方で像を結ぶものを遠視という。逆に眼球内に入ってきた平行光線が網膜より前で焦点を結ぶ状態が近視である。

(3) ○　角膜が歪んでいたり、表面に凹凸があるために、物体の像が網膜上に正しく結ばない場合が乱視である。

(4) ○　脊椎動物では、明るい所で働き色を感じる錐状体と、暗い所で働き弱い光を感じる杆状体の２種類の視細胞から網膜がなっている。

(5) ×　明るいところから急に暗いところに入ると、初めは見えにくいが、時間の経過とともに徐々に見えるようになる。これが**暗順応**である。暗いところから急に明るいところに入ると、初めはまぶしさを感じるが、しばらくすると物体を明確に認知できるようになる現象が、**明順応**である。

問28 正解（3）

(1) ○　**コルチゾール**とは、副腎皮質から分泌されるホルモンの一種であり、肝臓での糖の新生、炭水化物、脂肪、蛋白の代謝を制御するなどの働きがある。

(2) ○　**アルドステロン**とは、副腎皮質から分泌されるホルモンの一種であり、体液中の塩類バランスを調節する機能がある。

(3) ×　**メラトニン**は、脳の松果体から分泌されるホルモンの一種であり、その血中濃度は昼に低く夜に高くなり、睡眠に関連している。

(4) ○　**インスリン**とは、膵臓から分泌されるホルモンの一種であり、食後に増加した血糖を速やかに処理することで、血糖量を減少させる機能がある。

(5) ○　**アドレナリン**は、副腎髄質より分泌されるホルモンであり、血管の拡張と収縮、気道拡大・呼吸数の上昇、血糖値の上昇、脂肪の燃焼促進、体温上昇と発汗増加などの働きがある。

問29 正解（5）

(1) ×　**代謝**とは、生物の活動において必要なエネルギーのことであるが、代謝において、細胞に取り入れられた体脂肪やグリコーゲンなどが分解されてエネルギーを発生する過程を**異化**という。異化とは、高分子化合物を低分子化合物に分解する反応のことである。

(2) ×　**同化**とは、体内に摂取された栄養素が、種々の化学反応によって、細胞を構成する蛋白質などの生体に必要な物質に合成されるように、低分子化合物から高分子化合物を合成する反応のことである。異化ではない。

(3) ×　**基礎代謝**とは、生命維持のために必要なエネルギー代謝の基本量のことであり、その算出には、年齢、性別毎の基礎代謝基準値に体重をかけて求める。**基礎代謝量**とは、早朝空腹時に快適な室内等においての安静時の代謝量であり、基礎代謝の測定は、睡眠時ではなく、横臥安静時に行われる。

(4) ×　ヒトは安静時にもエネルギーを消費しているが、**エネルギー代謝率**とは、肉体の活動あるいは労働の強度を表す指標であり、〔活動時の総エネルギー代謝量〕から、〔安静時のエネルギー代謝量〕を引き、その結果を〔基礎代謝量〕で割って算出する。体内で一定時間中に消費された酸素と排出された二酸化炭素の容積比ではない。

(5) ○　エネルギー代謝率とは、生体のある運動動作が、基礎代謝の何倍にあたるかを示すものであり、その値は、体格、性別などの個人差による影響は少なく、同じ作業であれば、ほぼ同じ値となる。

問30 正解（5）

(1) ○　腎臓の皮質にある腎小体では、糸球体から血液中の糖などの蛋白質より小さな分子は、水分とともに濾過されて原尿が生成される。

(2) ○　腎臓の尿細管では、原尿に含まれる大部分の水分及び身体に必要な成分は血液中に再吸収されて、残りの不必要な成分が尿として生成される。

(3) ○　尿は淡黄色の液体で、固有の臭気を有し、通常、弱酸性であるが、尿の色は、健康状態によって変化することがある。

(4) ○　尿の生成・排出により、体内の水分の量やナトリウムなどの電解質の濃度を調節するとともに、生命活動によって生じた老廃物などの不要な物質を体外に排出している。

(5) ×　**尿素窒素**（BUN）とは、血液のなかの尿素に含まれる窒素成分のことであり、血液中の尿素窒素の値が高くなる場合は、腎臓の機能の低下が考えられる。

●筋肉の種類

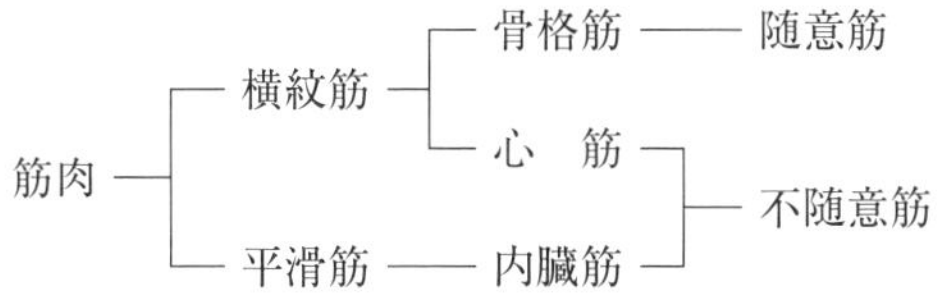

●神経系の構成

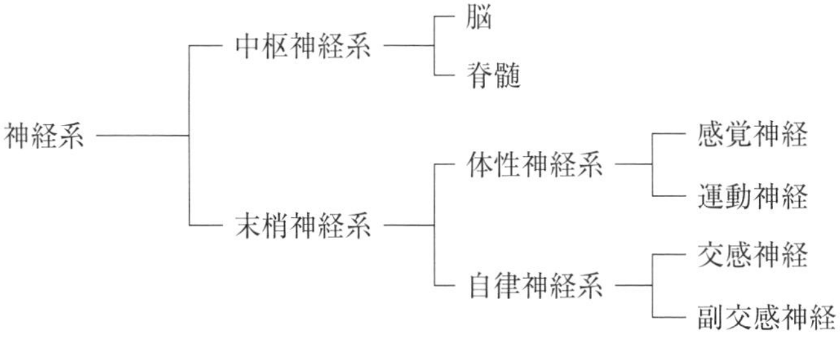

●筋肉は3種類ある

骨格筋 …腕や足、腹筋、背筋などの筋肉。自分の意志で自由に動かせる随意筋である。横紋が見られる（横紋筋）。

平滑筋 …胃や腸を動かす内臓筋。自分の意志で自由に動かすことのできない不随意筋である。

心筋 …心臓の筋肉。骨格筋と同様の横紋が見られるが、自分の意志で自由に動かすことのできない不随意筋である。

●胸式呼吸

外肋間筋の収縮 → 胸郭の拡大 → 吸気
外肋間筋の弛緩 → 胸郭の縮小 → 呼気

●腹式呼吸

横隔膜の収縮 → 胸郭の拡大 → 吸気
横隔膜の弛緩 → 胸郭の縮小 → 呼気

令和3年10月　公表試験問題の解答・解説

関係法令

問1　正解（1）

(1) ○　衛生管理者の選任は14日以内に行わなければならないが、所轄労働基準監督署長への報告は、選任後遅滞なく行えばよいとされている。参照！安衛法12条1項、安衛則2条・7条1項1号・2項

(2) ×　常時2,000人を超え3,000人以下の労働者を使用する事業場では、5人の衛生管理者を選任しなければならないとされている。参照！安衛法12条1項、安衛則7条1項4号

(3) ×　常時50人以上の労働者を使用する警備業の事業場では、第二種衛生管理者免許を有する者のうちから衛生管理者を選任することができるとされている。参照！安衛法12条1項、安衛則7条1項3号ロ

(4) ×　専属の産業医を選任しなければならない事業場とは、常時1,000人以上の労働者を使用する事業場、又は一定の有害な業務に常時500人以上の労働者を従事させる事業場であり、常時800人以上の労働者を使用する事業場は該当しない。参照！安衛法13条1項、安衛則13条1項3号

(5) ×　衛生工学衛生管理者の免許を受けた者のうちから衛生管理者を選任しなければならないのは、常時500人を超える労働者を使用する事業場で、一定の業務に常時30人以上の労働者を従事させる場合であり、常時300人を超え500人未満の労働者を使用し、そのうち、深夜業を含む業務に常時100人の労働者を従事させる事業場は、これに該当しない。参照！安衛法12条1項、安衛則7条1項5号ロ、労働基準法施行規則18条

問2　正解（5）

(1)、(2)、(3)、(4) ×　事業場の労働者数が300人以上の通信業、各種商品小売業、旅館業、ゴルフ場業の場合には、総括安全衛生管理者の選任が義務付けられている。参照！安衛法10条、安衛令2条

(5) ○　医療業では、事業場の労働者数が1000人以上の場合に総括安全衛生管理者の選任が義務付けられており、労働者数が300人の場合には選任が義務付けられていない。参照！安衛法10条、安衛令2条

問3　正解（4）

(1) ○　産業医を選任した事業者は、産業医に対し、厚生労働省令で定めるところにより、労働者の労働時間に関する情報その他の産業医が労働者の健康管理等を適切に行うために必要な情報として厚生労働省令で定めるものを提供しなければならないとされている。
参照！安衛法13条、安衛則13条の2第1項

(2) ○　産業医を選任した事業者は、その事業場における産業医の業務の内容その他の産業医の業務に関する事項で厚生労働省令で定めるものを、常時各作業場の見やすい場所に掲示し、又は備え付けることその他の厚生労働省令で定める方法により、労働者に周知させなければならないとされている。
参照！安衛法101条2項

(3) ○　産業医は、衛生委員会又は安全衛生委員会に対して労働者の健康を確保する観点から必要な調査審議を求めることができるとされている。参照！安衛則23条5項

(4) ×　産業医が行う作業場等の巡視について、2か月に1回以上とすることができるのは、安衛則11条1項に定める衛生管理者が行う巡視の結果、及び、労働者の健康を保持するために必要な情報であって、衛生委員会又は安全衛生委員会における調査審議を経て事業者が産業医に提供することとした情報の提供を受けている場合である。衛生委員会の議事概要だけではない。参照！安衛則11条1項・15条

(5) ○　事業者は、安衛法に基づく産業医による勧告の内容及び勧告を踏まえて講じた措置の内容（措置を講じない場合には、その旨及びその理由）を記録し、これを3年間保存しなければならないとされている。参照！安衛法13条5項、安衛則第14条の3

問4　正解 (2)

(1) ○　雇入時の健康診断においては、医師の健康診断を受けたのち、3か月を経過しない者を雇い入れる場合は省略できる。参照！安衛則43条

(2) ×　雇入時の健康診断については省略することはできない。聴力の検査方法について、一定年齢の者を対象に、医師が適当と認めるその他の方法により行うことができるのは、定期健康診断である。参照！安衛則43・44条

(3) ○　胸部エックス線検査については、1年以内ごとに1回、定期に行うことでよいとされている。参照！安衛則13条1項2号ヌ・45条1項・44条1項4号

(4) ○　事業者は、事業場において実施した雇入時の健康診断の項目に異常の所見があると診断された労働者については、その結果に基づき、健康を保持するために必要な措置について、健康診断実施日から3か月以内に、医師の意見を聴かなければならないとされている。参照！安衛法66条の4

(5) ○　定期健康診断の結果について、所轄労働基準監督署長に報告義務があるのは、常時50人の労働者を使用する事業場である。参照！安衛則52条

問5　正解 (3)

(1) ×　事業者は、常時使用する労働者に対し、6か月ではなく、1年以内ごとに1回、定期に、法に規定する心理的な負担の程度を把握するための検査を行わなければならないとされている。参照！安衛法66条の10第1項、安衛則52条の9

(2) ×　事業者は、検査を受けた労働者に対し、当該検査を行った医師等から、遅滞なく、当該検査の結果が通知されるようにしなければならないとされているが、衛生管理者への通知は定められていない。労働者の個別の同意がなければ、事業者に通知することは禁止されている。また、第三者に結果を漏らすことも禁じられている。参照！安衛法66条の10第2項、安衛則52条の12

(3) ○　ストレスチェックの項目は、①職場における当該労働者の心理的な負担の原因に関する項目、②心理的な負担による心身の自覚症状に関する項目、③職場における他の労働者による当該労働者への支援に関する項目である。参照！安衛法66条の10第1項、安衛則52条の9

(4) × 事業者は、労働者から面接指導の申出があったときは、遅滞なく、面接指導を行わなければならないとされている。対象の労働者全員ではなく、申出を行った労働者に対して行う。参照！安衛法66条の10第1項、安衛則52条の9

(5) × 事業者は、ストレスチェック検査の結果、面接指導の結果の記録を作成して、いずれも5年間保存しなければならないとされている。参照！安衛法66条の10第4項、安衛則52条の13・18

問6 正解 (4)

(1)、(2)、(3)、(5) × 雇入れ時の安全衛生教育については、金融業、医療業、警備業等、安衛令において示された業種の事業場は、「機械等、原材料等の危険性又は有害性及びこれらの取扱い方法に関すること」「安全装置、有害物抑制装置又は保護具の性能及びこれらの取扱い方法に関すること」「D 作業手順に関すること」「B 作業開始時の点検に関すること」についての教育を省略することができるとされている。以上から、省略できるものの組合せは「(4) B、D」となる。参照！安衛令法10条1項、安衛令2条3号、安衛則35条1項

(4) ○ 上記記述を参照。

問7 正解 (5)

(1) × 大掃除は6か月以内ごとに1回行わなければならないとされており、違反となる。参照！安衛則619条

(2) × 法令では、常時50人以上又は常時女性30人以上の労働者を使用するときは、臥床できる休養室又は休養所を男性用・女性用に区別して設けなければならないとされており、男性25人と女性25人の事業場には設置義務があり、違反となる。参照！安衛則618条

(3) × 坑内等特殊な作業場以外の作業場において、男性用小便所の箇所数は、同時に就業する男性労働者30人以内ごとに1個以上とされており、50人以内ごとに1個では違反となる。参照！安衛則628条

(4) × 事業場に附属する食堂の床面積は、食事の際の1人について1㎡以上とされており、1人について、0.8㎡は違反となる。参照！安衛則630条

(5) ○ 換気設備のない屋内作業場においては、窓その他の開口部の直接外気に向かって開放できる部分の面積は、常時床面積の20分の1以上とされており、床面積の15分の1では違反とはならない。参照！安衛則601条1項

問8 正解 (1)

(1) ○ 正しくは「空気調和設備又は機械換気設備を設けている場合は、室に供給される空気が、次に適合するように当該設備を調整しなければならない。

① 1気圧、温度25℃とした場合の当該空気1㎥中に含まれる浮遊粉じん量が A 0.15 mg以下であること。

② 1気圧、温度25℃とした場合の当該空気1㎥中に含まれるホルムアルデヒドの量 B 0.1 mg以下であること。」

(2)、(3)、(4)、(5) × 上記参照。

問9 正解 (4)

(1) × 災害その他避けることのできない事由によって、臨時の必要がある場合においては、使用者は、行政官庁の許可を受けて、その必要の限度におい

て労働時間を延長し、又は休日に労働させることができるとされている。参照！労働基準法33条

(2) ×　労働時間は、事業場を異にする場合においても、労働時間に関する規定の適用については通算すると定められている。参照！労働基準法38条1項

(3) ×　使用者は、労働時間が6時間を超える場合においては少なくとも45分、8時間を超える場合においては少なくとも1時間の休憩時間を労働時間の途中に与えなければならないと定められている。参照！労働基準法34条1項

(4) ○　機密の事務を取り扱う労働者については、労働時間に関する規定は適用されない。所轄労働基準監督署長の許可を受けなければならないとはされていない。参照！労働基準法41条

(5) ×　監督管理者（労働条件の決定その他労務管理について経営者と一体的な立場にある者）については、労働時間の適用除外の対象とされている。しかし、年次有給休暇に関する規定については、適用除外とはされていない。参照！労働基準法41条・別表第1第6～7号

問10 正解 (3)

(1)、(2)、(4)、(5) ×　1週間の所定労働時間が30時間未満の労働者の場合には、労働基準法39条の年次有給休暇は適用されず、別に厚生労働省令で定められている。1週間の所定労働日数が通常の労働者の週所定労働日数に比べて相当程度少ないものとして厚生労働省令で定める日数は、週4日以下、もしくは1年間の所定労働日数216日以下とされており、労働日数、継続勤務期間に応じて、与えられる年次有給休暇日数が定められている。週所定労働日数4日、雇入れの日から起算して3年6か月継続勤務し、かつ直前の1年間に全労働日の8割以上出勤した労働者の場合には、年次有給休暇は10日とされている。参照！労働基準法39条1～3項、労働基準法施行規則24条の3

(3) ○　上記記述を参照。

労働衛生

問11 正解 (4)

A ○　人間の呼気の成分の中で、酸素の濃度は約16%、二酸化炭素の濃度は約4%、残りのほとんどは窒素である。

B ×　新鮮な外気中の酸素濃度は約21%、二酸化炭素濃度は、0.03～0.04%程度である。

C ○　室内における必要換気量（㎥/h）は、次の式により算出される。

$$x = \frac{\text{室内にいる人が1時間に呼出する二酸化炭素量（㎥/h）}}{\text{室内二酸化炭素基準濃度（\%）} - \text{外気の二酸化炭素濃度（\%）}} \times 100$$

D ×　必要換気量の算出に当たっての室内二酸化炭素基準濃度は、通常、0.1%とする。

●必要換気量の算出に用いられる数値

室内二酸化炭素基準濃度	0.1%
外気の二酸化炭素濃度	0.03～0.04%
人が呼出する二酸化炭素量	4%

以上から、誤っているものの組み合わせは「(4) B、D」となる。

問12 正解 (1)

(1) ×　温度感覚を左右する環境条件は、

気温、湿度、気流（風速）及び放射（ふく射）熱の四要素である。三要素ではない。

(2) ○ **実効温度**とは、人の温熱感に基礎を置いた指標で、温熱四要素のうちの気温、湿度、気流（風速）の総合効果を温度目盛で表したものである。

(3) ○ **WBGT**（湿球黒球温度：Wet Bulb Globe Temperature）とは、暑さ指数とも呼ばれ、「湿度」「日射・輻射などの周辺の熱環境」「気温」の三要素を取り入れた指標であり、暑熱環境による熱ストレスの評価に用いられる。

(4) ○ **WBGT基準値**は、熱に順化している人に用いる値の方が、熱に順化していない人に用いる値より大きな値となる。例えば、中程度代謝率の作業区分でのWBGT基準値（℃）は、熱に順化している人は28、熱に順化していない人は26となる。

(5) ○ **相対湿度**とは、空気中の水蒸気量（水蒸気分圧）と、その温度における飽和水蒸気量（飽和水蒸気圧）との比を百分率で示したものである。

問13 正解（4）

(1) ○ 北向きの窓では、直射日光はほとんど入らないが、一年中平均した明るさが得られる。南向きの窓では、直射日光が入るが、明るさの差が大きい。

(2) ○ 全般照明と局部照明を併用する場合には、全般照明による照度は、局部照明による照度の10分の1以上にするのが適切とされており、5分の1程度は適切といえる。

(3) ○ 前方から明かりをとるときには、目と光源を結ぶ線と視線とが作る角度は、30°以上になるようにする。40°程度は適切といえる。

(4) × 事業者は、労働者を常時就業させる場所の照明設備について、6か月以内ごとに1回、定期に、点検しなければならないとされている。1年以内ごとに1回は誤り。参照！安衛則605条2項

(5) ○ 部屋の彩色に当たり、目の高さから上の壁及び天井は、照明効果を上げるために明るい色を配色し、目の高さから下は、まぶしさを防ぐために濁色にするとよい。

問14 正解（1）

(1) × **正規分布**とは、左右対称で平均を中心に左右に裾野を持つ富士山のような形だが、生体から得られたある指標が、この正規分布という型をとって分布する場合、そのバラツキの程度は、分散や標準偏差によって表される。

(2) ○ 集団を比較する場合、調査の対象とした項目のデータの平均値が正常であっても、分散が大きければ正常ではないといえる。分散が異なっていれば、両者は異なった特徴をもつ集団であると評価される。

(3) ○ 健康管理統計において、ある時点での検査における有所見者の割合を**有所見率**という。このデータは、ある時点でのものなので**静態データ**という。

(4) ○ **計数データ**とは対象人数、受診者数などの個数のデータ、**計量データ**とは身長、体重などの連続的な量のデータである。

(5) ○ ある事象と健康事象との間に、例えば、統計上、一方が多いと他方も多いという相関関係が認められた場合であっても、両者の間に必ず因果関係があるとまではいえない。

問15 正解（5）

(1) × 「職場における腰痛予防対策指針」においては、腰部保護ベルトは一律に使用するのではなく、個人ごとに効果を確認してから使用の適否を判断するとされている。参照！職場における腰痛予防対策指針２の(6)

(2) × 満18歳以上の男子労働者が人力のみにより取り扱う物の重量は、体重のおおむね40％以下となるように努めることとされており、50％は誤り。参照！上記指針別紙Ⅰの１

(3) × 指針では、従業員を当該作業に配置する際及びその後１年以内ではなく６か月以内ごとに１回、定期に、医師による腰痛の健康診断を実施することとされている。参照！上記指針４(1)

(4) × 立ち作業の場合、床面が硬い場合には、立っているだけでも腰部への衝撃が大きいので、クッション性のある作業靴やマットを利用して、衝撃を緩和することとされている。参照！上記指針別紙Ⅱの６の（1）

(5) ○ 腰掛け作業では、椅子に深く腰を掛けて、背もたれで体幹を支え、履物の足裏全体が床に接する姿勢を基本とするとされている。参照！上記指針別紙Ⅲの１の（3）イ

問16 正解（4）

(1) ○ 体内の全血液量の**３分の１**程度が急激に失われると、出血性ショックにより生命の危険がある。

(2) ○ 傷口が泥で汚れているときは、手際良く水道水で洗い流すことで傷口からの感染症を防ぐようにする。

(3) ○ **間接圧迫法**とは、きず口より心臓に近い動脈を手や指で圧迫して血液の流れを止める方法であり、応急手当としてはきず口を押さえる直接圧迫法が推奨されている。

(4) × **静脈性出血**とは、暗赤色の血液が、傷口から持続的にわき出るような出血であり、通常、直接圧迫法で止血する。擦り傷のときにみられる、傷口から少しずつにじみ出るような出血は、**毛細血管性出血**と考えられる。

(5) ○ 止血帯を施した後、受傷者を医師に引き継ぐまでに１時間以上かかる場合には、止血帯を施してから20～30分ごとに１～２分間、出血部から血液がにじんでくる程度まで結び目をゆるめることで、壊死などの障害を防ぐようにする。

問17 正解（1）

(1) × 虚血性心疾患は、冠状動脈硬化症ともいわれ、門脈ではなく冠動脈による心筋への血液の供給が不足したり途絶えることにより心筋の酸素不足が原因で起こる心筋障害である。

(2) ○ 虚血性心疾患は、冠状動脈硬化症ともいわれ、冠動脈による心筋への血液の供給が不足したり途絶えることにより心筋の酸素不足が原因で起こる心筋障害である。発症の危険因子には、高血圧、喫煙、脂質異常症などがある。

(3) ○ 虚血性心疾患とは、心臓のまわりを通っている冠動脈が動脈硬化などで狭くなったり、閉塞したりして心筋に血液が行かなくなること（心筋虚血）で起こる疾患であり、心筋の一部分に可逆的虚血が起こる狭心症と、不可逆的な心筋壊死が起こる心筋梗塞とに大別される。

(4) ○ 心筋梗塞では、突然激しい胸痛が起こり、「締め付けられるように痛い」、「胸が苦しい」などの症状が数分から10分程度続き、１時間以上にな

ることもある。のどや奥歯、腕、背中、みぞおちなどが痛む「放散痛（関連痛）」という症状が現れることもある。

(5) ○　狭心症と心筋梗塞では、主に前胸部、まれに左腕や背中に痛み、圧迫感があるが、発作の持続時間は通常数分間、長くても15分以内が多い。

問18 正解（4）

(1) ○　**黄色ブドウ球菌**は、ブドウの房のように集まっていることから名付けられたもので、食中毒の原因となるだけでなく、おできやにきびなどの化膿性疾患の起因菌でもある。菌自体は熱に弱いが、毒素は100℃で20分の加熱をしても分解されない。

(2) ○　**ボツリヌス菌**は、缶詰、真空パック食品、魚肉発酵食品などを媒介食品として、酸素のない食品中でも増殖し、毒性の強い神経毒を産生する。

(3) ○　**腸炎ビブリオ菌**は、日本で発見された食中毒の原因菌の一種であり、3%食塩濃度で最も増殖することから、**病原性好塩菌**とも呼ばれる。

(4) ×　**感染型食中毒**は、食物に付着した細菌そのものの感染によって起こる食中毒であり、サルモネラ菌、腸炎ビブリオ、病原性大腸菌などによるものがある。いずれも、食品中で増殖した際の毒素により発症するものではない。

(5) ○　**細菌性食中毒**とは、食中毒菌が食品の中に混入して起こるものであり、発生の仕方により、カンピロバクター、サルモネラ、腸炎ビブリオなどの感染型、黄色ブドウ球菌、ボツリヌス菌、セレウス菌（嘔吐型）などの食品内毒素型、腸管出血性大腸菌（O157）、ウェルシュ菌、セレウス菌（下痢型）などの生体内毒素型に、分類される。

問19 正解（3）

(1) ○　ガイドラインでは、ディスプレイ画面上における照度は、500ルクス以下になるようにするとされている。注：本問出題後に、ガイドラインは改正されて「ディスプレイ画面上における照度は500ルクス以下」の部分が削除された。したがって現在では不適切な問題となる。また、書類上及びキーボード上における照度は、300ルクス以上とされている。参照！「情報機器作業における労働衛生管理のためのガイドライン」（令和元年7月12日・基発0712第3号、一部改正　令和3年12月1日・基発1201第7号）4 注意！平成14年4月5日付の通達「VDTガイドライン」（略称）は廃止されている。

(2) ○　**グレア**とは、光源から直接又は間接に受けるギラギラしたまぶしさなどのことであり、その防止には、間接照明等の利用、ディスプレイ画面の位置や傾きなどの調整が挙げられる。参照！上記ガイドライン4

(3) ×　ガイドラインでは、ディスプレイは、おおむね40cm以上の視距離を確保し、画面の上端が、眼と同じ高さか、やや下になるようにするとされている。参照！上記ガイドライン5

(4) ○　ガイドラインでは、「作業時間又は作業内容に相当程度拘束性があると考えられるもの」（＝1日に4時間以上情報機器作業を行う者であって、一定の要件を満たす者）については「定期健康診断を、全ての対象者に実施」し、それ以外のものについては、「自覚症状を訴える者のみ健診対象」とするとされている。参照！上記ガイドライン9、別紙

(5) ○　ガイドラインでは、定期健康診

断は「1年以内ごとに1回」、定期に実施するとされている。参照！上記ガイドライン7

問20 正解（5）

(1) ○　指針には「この指針は、労働安全衛生法の規定に基づき機械、設備、化学物質等による危険又は健康障害を防止するため事業者が講ずべき具体的な措置を定めるものではない。」としている。参照！「労働安全衛生マネジメントシステムに関する指針」（令和元年厚生労働省告示第54号）第2条

(2) ○　指針には、このシステムは、「生産管理等事業実施に係る管理と一体となって運用されるもの」としている。参照！上記指針第3条

(3) ○　指針には、このシステムでは、「事業者は、安全衛生方針を表明し、労働者及び関係請負人その他の関係者に周知させる」とし、「安全衛生方針は、事業場における安全衛生水準の向上を図るための安全衛生に関する基本的考え方を示すもの」としている。参照！上記指針第5条

(4) ○　指針には、「事業者は、安全衛生目標を達成するため、事業場における危険性又は有害性等の調査の結果等に基づき、一定の期間を限り、安全衛生計画を作成する」としている。参照！上記指針第12条

(5) ×　指針には、システム監査とは「事業者が行う調査及び評価をいう」としており、外部の機関による監査を受けなければならないとはされていない。参照！上記指針第3条

労働生理

問21 正解（5）

(1) ○　**ニューロン**とは、生物の脳を構成する神経細胞のことであり、上端にある樹状突起が他の細胞からの情報を受け取っている。

(2) ○　自らの意思に関わって働く機能に関与するのが**体性神経**であり、自らの意思とは関係なく働く機能調節が自律神経である。

(3) ○　大脳の外側の大脳皮質は、神経細胞の灰白質の薄い層であり、脳の高次機能を司っている。大脳の内側の髄質の白質部分は、神経線維の集まりであり、神経細胞が発した電気信号を、別の神経細胞に伝える導線の役割を担っている。

(4) ○　自らの意思とは関係なく働く機能調節が自律神経である。自律神経系は、交感神経系と副交感神経系とに分類され、双方の神経系は多くの臓器に対して相反する作用を有している。

(5) ×　交感神経系には身体の機能をより活動的に調節する働きがある一方で、食物の消化に関わる機能が活発になる（消化管の運動を高める）のは、副交感神経系の働きによるものである。

問22 正解（1）

(1) ×　心臓が規則正しく収縮と拡張を繰り返すのは、自律神経ではなく、洞房結節からの電気信号である。

(2) ○　肺循環は、右心室から肺動脈を経て肺の毛細血管に入り、肺静脈を通って左心房に戻る血液の循環である。血液が心臓を出て肺を通り、心臓に戻る循環が肺循環である。

(3) ○　大動脈を流れる血液は、毛細血管で酸素と二酸化炭素、栄養分と老廃物

の交換を行う**動脈血**であるが、肺動脈を流れる血液は、肺胞で二酸化炭素を排出して酸素を取り込む**静脈血**である。

(4) ○　心臓の拍動による動脈圧の変動を末梢の動脈で触知したものを**脈拍**といい、一般に、手首の橈骨動脈で触知する。**心拍**とは心臓が血液を送り出す時の拍動のことである。

(5) ○　動脈硬化とは、コレステロールの蓄積などにより、動脈壁が肥厚・硬化して弾力性を失った状態であり、進行すると血管の狭窄や閉塞を招き、臓器への酸素や栄養分の供給が妨げられ、臓器や組織が正しく機能しなくなる。

問23 正解（3）

(1) ○　三大栄養素のうち、糖質はブドウ糖に分解されてエネルギー源に、蛋白質はアミノ酸に分解されて細胞を構成する成分などに、脂肪は脂肪酸とグリセリンに分解されてエネルギー源になる。いずれも酵素により分解される。

(2) ○　無機塩やビタミン類は、**三大栄養素**と併せて**五大栄養素**とされているが、酵素による分解を受けないでそのまま腸壁から吸収される。

(3) ×　膵臓は、多くの消化酵素を含む膵液を十二指腸に分泌するとともに、血糖値を調節するインスリンなどのホルモンを血液中に分泌する働きがある。

(4) ○　**ペプシノーゲン**は、胃酸によってペプシンという消化酵素になり、蛋白質を分解する働きがある。血液中のペプシノーゲンの産出量の測定によって胃粘膜の萎縮度を調べることができる。

(5) ○　小腸の表面の絨毛は、栄養素の吸収の効率を上げる働きがある。例えば、ブドウ糖及びアミノ酸は、絨毛から吸収されて毛細血管に入り、脂肪酸とグリセリンは、絨毛から吸収された後、大部分は脂肪となりリンパ管に入る。

問24 正解（1）

(1) ×　呼吸運動は、肋間筋と横隔膜の協調運動によって胸郭内容積を周期的に増減させて行われる。気管と胸膜の協調運動ではない。

(2) ○　胸郭内容積が増して内圧が低くなることで、鼻腔や気管などの気道を経て肺内へ空気が流れ込む。

(3) ○　呼吸器官から酸素を取り入れ、二酸化炭素を放出するのが**外呼吸**であり、肺胞で行われる。一方で、血管内の血液にとけ込んだ二酸化炭素を、肺に送ってガス交換を行うことが**内呼吸**であり、これは細胞で行われる。

(4) ○　肺胞内の空気と肺胞を取り巻く毛細血管中の血液との間で行われるガス交換は、**外呼吸**である。全身の体循環を伴う血液と細胞とのガス交換が**内呼吸**である。

(5) ○　身体活動時には、血液中の二酸化炭素分圧の上昇などにより延髄にある呼吸中枢が刺激されて、１回換気量及び呼吸数が増加する。

問25 正解（5）

(1) ○　腎臓の皮質にある腎小体では、糸球体から血液中の糖などの蛋白質より小さな分子は、水分とともに濾過されて原尿が生成される。

(2) ○　腎臓の尿細管では、原尿に含まれる大部分の水分及び身体に必要な成分は血液中に再吸収されて、残りの不必要な成分が尿として生成される。

(3) ○　尿は淡黄色の液体で、固有の臭気を有し、通常、弱酸性であるが、尿の色は、健康状態によっても変化する。

(4) ○　尿の生成・排出により、体内の水分の量やナトリウムなどの電解質の濃度を調節するとともに、生命活動によって生じた不要な物質を体外に排出している。

(5) × 尿には、90%以上の水分と微量の塩素、ナトリウム、カリウム、マグネシウム、リン酸などのイオン、クレアチニン、尿酸、アンモニア、ホルモンが含まれている。尿素窒素の検査は、広く行われているものではなく、検査の結果、高値の場合には、腎機能障害、消化管出血、高たんぱく食、脱水症が、低値では低栄養が疑われる。

問26 正解 (5)

(1) × **代謝**とは、活動において必要なエネルギーのことであるが、代謝において、細胞に取り入れられた体脂肪やグリコーゲンなどが分解されてエネルギーを発生する過程を、**異化**という。異化とは、高分子化合物を低分子化合物に分解する反応のことである。

(2) × **同化**とは、体内に摂取された栄養素が、種々の化学反応によって、細胞を構成する蛋白質などの生体に必要な物質に合成されるように、低分子化合物から高分子化合物を合成する反応のことである。異化ではない。

(3) × **基礎代謝**とは、生命維持のために必要なエネルギー代謝の基本量のことであり、その算出には、年齢、性別毎の基礎代謝基準値に体重をかけて求める。基礎代謝量とは、早朝空腹時に快適な室内等においての安静時の代謝量であり、基礎代謝の測定は、睡眠時ではなく、横臥安静時に行われる。

(4) × ヒトは安静時にもエネルギーを消費しているが、エネルギー代謝率とは、肉体の活動あるいは労働の強度を表す指標であり、〔活動時の総エネルギー代謝量〕から、〔安静時のエネルギー代謝量〕を引き、その結果を〔基礎代謝量〕で割って算出する。体内で一定時間中に消費された酸素と排出された二酸化炭素の容積比ではない。

(5) ○ エネルギー代謝率とは、生体のある運動動作が、基礎代謝の何倍にあたるかを示すものであり、その値は、体格、性別などの個人差による影響は少なく、同じ作業であれば、ほぼ同じ値となる。

問27 正解 (4)

(1) ○ 外耳では音を集め、中耳では外耳から伝わってきた振動を内耳へ伝え、内耳では伝わってきた振動を電気信号に変換して脳に伝えている。

(2) ○ 外耳と中耳は音の振動を伝える伝音系の器官であり、内耳は振動を電気信号に変換する感音系の器官である。

(3) ○ 内耳は、耳の最深部の骨壁に囲まれた部分であり、聴覚をつかさどる蝸牛と、平衡感覚をつかさどる前庭と半規管の３つの部分からなっている。

(4) × 前庭には球形嚢と卵形嚢があり、それぞれに有毛細胞がある。この有毛細胞の上に**耳石**が乗っていて、身体の傾きとともに、耳石も重力の方向へ傾くことで、身体の傾きを感知することができる。**三半規管**はリンパ液で満たされており、身体の動きに合わせてリンパ液が流れることで身体の回転を感知することができる。

(5) ○ 鼓室の内圧は、通常、外気圧と等しく保たれているが、中耳の中の気圧と、外の気圧が異なった場合には、鼓膜が鼓室側に押し込まれたり、外耳道側に押し出されて、音が聞こえにくくなることがある。

問28 正解（4）

(1)、(2)、(3)、(5) ×　人体は、①皮膚や粘膜の働き、②白血球や補体による自然免疫の働き、③多くの種類の抗体からできている免疫グロブリンの働きによってウイルスや細菌などの外部の抗原からの感染を防いでいる。

(4) ○　正しくは、「抗体とは、体内に入ってきた［A　抗原］に対して［B　体液性］免疫において作られる［C　免疫グロブリン］と呼ばれる蛋白質のことで、［A　抗原］に特異的に結合し、［A　抗原］の働きを抑える働きがある。」となる。

問29 正解（2）

(1) ○　寒冷にさらされ体温が正常より低くなると、皮膚の血管を収縮させて血流量を減らし、皮膚温を下げる。血管を弛緩させて血流量を増やすと皮膚温は上がる。

(2) ×　高温にさらされて体温が正常以上に上昇すると、皮膚の血管が弛緩して血流量を増加するとともに、体内の代謝活動が抑制されて熱の産生量が減少し、人体からの放熱が促進される。

(3) ○　体温調節のように、外部環境が変化しても身体内部の状態を一定に保つ生体の仕組みを、恒常性という。

(4) ○　汗が蒸発することで気化熱により体温を下げている。水の気化熱は1ml につき約 0.58kcal であり、水が100ml 蒸発すると 58kcal の熱が奪われる。人体の比熱は約 0.83 なので、体重 70kg の人の熱容量は 70 × 0.83= 58.1kcal となる。これは水が 100ml 蒸発するのとほぼ同じ熱量であり、汗を 100ml かくと体温が 1℃下がることになる。

(5) ○　放熱は、蒸発、輻射、対流、伝導などの物理的な過程で行われるが、蒸発による熱放散には、発汗と不感蒸泄がある。

問30 正解（4）

(1) ○　体内時計の周期は、一般に、約25 時間であり、外界の 24 時間周期に同調して、約 1 時間のずれが修正される。睡眠と覚醒のリズムのように、地球の自転による約 1 日の周期で繰り返される生物学的リズムを**サーカディアンリズム**（概日リズム）といい、このリズムの乱れは、疲労や睡眠障害の原因となる。

(2) ○　睡眠は、目が活発に動く**レム**（Rapid Eye Movement：急速眼球運動）睡眠と目の動きのない**ノンレム**（non-REM）睡眠に分類される。眠りに入ると、まずノンレム睡眠から始まり、深い眠りに入るが、1 時間ほどたつと、徐々に眠りが浅くなり、レム睡眠へと移行する。その後、再びノンレム睡眠に移行した後、眠りが浅いレム睡眠に移行する。通常、こうした周期を一晩に 3 ～ 5 回繰り返すが、睡眠の後半になるにつれてレム睡眠の割合が増えていく。

(3) ○　コルチゾールとは、副腎皮質から分泌されるホルモンの一種であり、炭水化物、脂肪、蛋白の代謝を制御する働きがある。コルチゾールには、覚醒直前に多く分泌されて、起床後の活動に備える働きがある。

(4) ×　急速眼球運動のないノンレム睡眠中は、大脳は休息していると考えられる。

(5) ○　脳の松果体から分泌されるメラトニンは、**睡眠ホルモン**とも呼ばれ、夜間に多く分泌されて、睡眠と覚醒のリズムの調節に関与していると考えられる。

令和３年４月　公表試験問題の解答・解説

関係法令

問１　正解（1）

(1) ○　衛生管理者の選任は14日以内に行わなければならないが、所轄労働基準監督署長への報告は、選任後遅滞なく行えばよいとされている。参照！安衛法12条1項、安衛則7条1項1号・2項

(2) ×　常時使用する労働者数が60人の電気業の事業場では、第二種衛生管理者免許を有する者のうちから衛生管理者を選任することはできない。注意！第一種衛生管理者免許若しくは衛生工学衛生管理者免許を有する者又は安衛則第10条各号に掲げる者の中から衛生管理者を選任する。参照！安衛法12条1項、安衛令4条、安衛則7条1項3号イ

(3) ×　常時使用する労働者数が1,000人を超え2,000人以下の事業場では、少なくとも4人の衛生管理者を選任しなければならない。注意！常時1,000人を超え2,000人以下の事業所は、4人以上の衛生管理者を選任する。参照！安衛法12条1項、安衛令4条、安衛則7条1項4号

(4) ×　常時使用する労働者教が3,000人を超える事業場では、6人の衛生管理者のうち1人は、事業場に専属でない労働衛生コンサルタントのうちから選任することができる。注意！6人以上の衛生管理者のうち、労働衛生コンサルタントが2人以上いるときは、そのうち1人は専属でなくてもよい。参照！安衛法12条1項、安衛令4条、安衛則7条1項2号・4号

(5) ×　常時使用する労働者数が2,000人以上の事業場では、専任の衛生管理者を1人以上選任しなければならない。注意！常時1,000人を超える事業所では、衛生管理者は、少なくとも1人を専任とする。参照！安衛法12条1項、安衛令4条、安衛則7条1項4号・5号イ

問２　正解（5）

(1) ×　健康診断の実施その他健康の保持増進のための措置に関する業務のうち、衛生に係る技術的事項の管理は、衛生管理者の業務である。参照！安衛法10条1項・12条1項

(2) ×　労働災害の原因の調査及び再発防止対策に関することは、事業主が衛生管理者に管理させなければならない業務とされている。参照！安衛法10条1項4号・12条1項

(3) ×　安全衛生に関する方針の表明に関する業務のうち、衛生に係る技術的事項の管理は、衛生管理者の業務である。参照！安衛法10条1項・12条1項、安衛則3条の2第1号

(4) ×　衛生管理者は、少なくとも毎週1回作業場等を巡視し、設備、作業方法又は衛生状態に有害のおそれがあるときは、直ちに、労働者の健康障害を防止するため必要な措置を講じなければならないとされている。参照！安衛則11条1項

(5) ○　衛生管理者ではなく産業医は、労働者の健康を確保するため必要があると認めるときは、事業者に対し、労働者の健康管理等について必要な勧告をすることができるとされている。

参照！安衛法13条5項

問3 正解（4）

(1) ○ 産業医の選任は、当該法人の代表者、法人でない場合は事業を営む個人、事業場においてその事業の実施を統括管理する者以外の者から選任することとされている。参照！安衛則13条1項

(2) ○ 産業医は、少なくとも毎月1回（産業医が、事業者から、毎月1回以上、一定の情報の提供を受けて、事業者の同意を得ているときは、少なくとも2か月に1回）作業場等を巡視し、作業方法又は衛生状態に有害のおそれがあるときは、直ちに、労働者の健康障害を防止するため必要な措置を講じなければならないとされている。参照！安衛則15条1項

(3) ○ 事業者は、産業医が辞任したとき又は産業医を解任したときは、遅滞なく、その旨及びその理由を衛生委員会又は安全衛生委員会に報告しなければならないとされている。参照！安衛則13条4項

(4) × 事業者は、総括安全衛生管理者が旅行、疾病、事故その他やむを得ない事由によって職務を行なうことができないときは、代理者を選任しなければならないとされているが、産業医については定められていない。参照！安衛則3条

(5) ○ 産業医を選任した事業者は、産業医に対し、厚生労働省令で定めるところにより、労働者の労働時間に関する情報その他の産業医が労働者の健康管理等を適切に行うために必要な情報として厚生労働省令で定めるものを提供しなければならないとされている。参照！安衛法13条4項

問4 正解（2）

(1) × 雇入時の健康診断においては、医師の健康診断を受けたのち、3か月を経過しない者を雇い入れる場合は省略できる。参照！安衛則43条

(2) ○ 雇入時の健康診断の聴力の検査は、その他の方法では実行できない。聴力の検査方法について、一定年齢の者を対象に、医師が適当と認めるその他の方法により行うことができるのは、定期健康診断である。参照！安衛則43・44条

(3) × 海外に6か月以上派遣して帰国した労働者については、一時的な就業の場合を除いて一定の健康診断を行わなければならない。参照！安衛則45条の2第2項

(4) × 定期健康診断の結果については、遅滞なく、所轄労働基準監督署長に報告を行わなければならないが、雇入時の健康診断の結果については報告を行わなければならないとはされていない。参照！安衛則52条

(5) × 定期健康診断の結果について、所轄労働基準監督署長に報告義務があるのは、常時50人以上の労働者を使用する事業場である。参照！安衛則52条

問5 正解（3）

(1) × 面接指導の実施者は、医師、保健師又は厚生労働大臣が定める研修を修了した看護師若しくは精神保健福祉士とされている。産業医によらなければならないとはされていない。参照！安衛法第66条の3

(2) × ストレスチェックと健康診断は別の検査であり、面接指導の結果は、「面接指導結果報告書」として「就業上の措置に係る意見書」とともに事業

者へ報告するが、「健康診断個人票」には記録されない。参照！安衛則第52条の18

(3) ○　事業者は、ストレスチェックの結果、心理的な負担の程度が高い労働者であって、面接指導を受ける必要があると当該ストレスチェックを行った医師等が認めたものが面接指導を受けることを希望する旨を申し出たときは、当該申出をした労働者に対し、面接指導を行わなければならないとされている。参照！安衛法66条の10第1・3項、安衛則52条の15

(4) ×　事業者は、労働者から面接指導の申出があったときは、3か月以内ではなく、遅滞なく面接指導を行わなければならないとされている。参照！安衛法66条の10第3項、安衛則52条の16

(5) ×　事業者は、面接指導の結果に基づき、当該労働者の健康を保持するため必要な措置について、面接指導が行われた後、3か月以内ではなく、遅滞なく医師の意見を聴かなければならない。参照！安衛則52条の19

問6　正解（3）

(1) ×　常時使用する労働者数が10人未満の事業場であっても、雇入れ時の教育を省略することはできない。注意！雇入れ時の安全衛生教育には事業場の規模は無関係。参照！安衛法59条1項、安衛則35条

(2) ×　1か月以内の期間を定めて雇用する労働者であっても、教育を省略することはできない。注意！雇入れ時の安全衛生教育には雇用期間は無関係。参照！安衛法59条1項、安衛則35条

(3) ○　飲食店の事業場は労働安全衛生法施行令2条2号の対象業種であり、「作業手順に関すること」については省略することができる。参照！安衛法59条1項、安衛令2条2号、安衛則35条

(4) ×　旅館業の事業場では、「作業開始時の点検に関すること」についての教育を省略することはできない。参照！安衛法10条1項、安衛令2条2号、安衛則35条1項3号

(5) ×　一般の雇入時の教育には記録の作成保存についての定めはない。

問7　正解（2）

(1)、(3)、(4)、(5) ×　屋内作業場の気積は、設備の占める容積及び床面から4mを超える高さにある空間を除き、労働者1人について10m³以上とされている。問題の屋内作業場の容積が、床面から4mを超える高さにある空間を除き150m³であり、このうちの設備の占める分の容積が55m³であるとは、屋内作業場の気積は95m³となり、常時就業させることのできる最大の労働者数は9人となる。注意！労働者1人についての気積は、「{(床面積×高さ)－設備} ÷人数＝気積」で求められる。参照！安衛則600条

(2) ○　上記記述を参照。

問8　正解（4）

(1) ○　事業者は、燃焼器具を使用するときは、発熱量が著しく少ないものを除き、毎日、異常の有無を点検しなければならないとされている。参照！事務所衛生基準規則6条2項

(2) ○　機械による換気のための設備については、2か月以内ごとに1回、定期に、異常の有無を点検しなければならないとされている。参照！事務所衛生基準規則9条

(3) ○　事業者は、空気調和設備内に設けられた排水受けについては、原則として、1か月以内ごとに1回、定期に、その汚れ及び閉塞の状況を点検し、必要に応じ、その清掃等を行わなければならないとされている。参照！事務所衛生基準規則9条の2第4号

(4) ×　事業者は、中央管理方式の空気調和設備を設けた建築物の事務室については、2か月以内ごとに1回、空気中の一酸化炭素及び二酸化炭素の含有率、室温及び外気温並びに相対湿度を、定期に測定しなければならないとされている。また、2か月以内ごとに1回、定期に、異常の有無を点検しなければならないとされている。参照！事務所衛生基準規則7条1項1号・9条

(5) ○　事業者は、事務室の建築、大規模の修繕又は大規模の模様替を行ったときは、事務室の使用開始後所定の時期に1回、その事務室の空気中のホルムアルデヒドの濃度を測定しなければならないとされている。参照！事務所衛生基準規則7条の2

問9　正解（4）

(1) ×　災害その他避けることのできない事由によって、臨時の必要がある場合においては、使用者は、行政官庁の許可を受けて、その必要の限度において労働時間を延長し、又は休日に労働させることができるとされている。参照！労働基準法33条

(2) ×　労働時間は、事業場を異にする場合においても、労働時間に関する規定の適用については通算すると定められている。参照！労働基準法38条1項

(3) ×　使用者は、労働時間が6時間を超える場合においては少なくとも45分、8時間を超える場合においては少なくとも1時間の休憩時間を労働時間の途中に与えなければならないと定められている。参照！労働基準法34条1項

(4) ○　**監督管理者**（労働条件の決定その他労務管理について経営者と一体的な立場にある者）については、労働時間の適用除外の対象とされている。林業以外の農林水産業に従事する者、監視業務等を行う者なども適用除外となる。参照！労働基準法41条・別表第1第6～7号

(5) ×　**清算期間**とは、労働契約上、労働者が労働すべき時間を定める期間のことであり、フレックスタイム制では最長3か月以内とされている。参照！労働基準法32条の3第1項第2号

問10　正解（1）

(1) ×　育児時間を請求できるのは、生後満1年に達しない生児を育てる女性である。参照！労働基準法67条

(2)、(3)、(4)、(5) ○　労働基準法では、生後満1年に達しない生児を育てる女性は、一定の休憩時間のほかに、1日2回各々少なくとも30分、生後満1年に達しない生児を育てるための時間を請求することができるとされている。この育児時間は、授乳などのほか、幼稚園の送り迎えなど、女性労働者が請求した時間に与えなければならず、2回分を1回にまとめて取得することもできる。育児時間は、その請求がない女性労働者に強制的に取得させる必要はなく、育児時間については、会社には賃金を支払う義務はない。育児休業期間も同様である。また、育児時間中の女性労働者を使用してはならない。

注意！ 育児休業とは異なり、育児時間を取得できるのは女性労働者に限られる。**参照！** 労働基準法67条

労働衛生

問11 正解（2）

(1)、(3)、(4)、(5) × **必要換気量**とは、衛生上、1時間に入れ替える必要のある空気の量のことであるが、在室者1人当たりの必要換気量は、次の式で求められる。

必要換気量

$$= \frac{\text{室内にいる人が1時間に呼出する二酸化炭素量}(\mathrm{m^3/h})}{\text{室内二酸化炭素基準濃度}(\mathrm{ppm}) - \text{外気の二酸化炭素濃度}(\mathrm{ppm})} \times 1{,}000{,}000$$

在室することのできる最大の人数をXとすると、在室者X人全員の必要換気量500m³/hを求める計算式は、次のようになる。

$$500 = \left(\frac{0.018}{1000 - 400} \times 1{,}000{,}000\right) \times X$$

$$X = 16.666\cdots$$

以上から、在室することのできる最大の人数は「(2) 16人」となる。

(2) ○ 上記記述を参照。

問12 正解（4）

(1) ○ 温度感覚を左右する環境条件は、気温、湿度、気流（風速）及び放射（ふく射）熱である。

(2) ○ **実効温度**とは、人の温熱感に基礎を置いた指標で、温熱4要素のうちの気温、湿度、気流（風速）の総合効果を温度目盛りで表したものである。

(3) ○ **相対湿度**とは、空気中の水蒸気量と、その温度における飽和水蒸気量との比を百分率で示したものである。

(4) × **WBGT**（湿球黒球温度：Wet Bulb Globe Temperature）とは、暑さ指数とも呼ばれ、湿度、日射・輻射などの周辺の熱環境、気温の3要素を取り入れた指標であり、高温環境の評価に用いられる。それぞれ、自然湿球温度、黒球温度、乾球温度の値を使って計算するが、屋内の場合及び屋外で太陽照射のない場合のWBGT値は、自然湿球温度及び黒球温度の値から求められる。

(5) ○ 熱中症のリスク評価指標として、作業強度等に応じた**WBGT基準値**が示されている。この基準値を超えると、熱中症が発生するリスクが高まる。WBGTは、熱中症予防を目的に作られたものである。**注意！** 熱中症が発生するリスクが高まるのは、基準値を超えた場合である。

問13 正解（4）

(1) ○ 前方から明かりをとるときには、目と光源を結ぶ線と視線とが作る角度は、**30°以上**になるようにする。40°は適切といえる。

(2) ○ 事業者は、労働者を常時就業させる場所の照明設備について、6か月以内ごとに1回、定期に、点検しなければならないとされている。**参照！** 安衛則605条2項

(3) ○ 全般照明と局部照明を併用する場合には、全般照明による照度は、局部照明による照度の**10分の1以上**にするのが適切とされている。5分の1程度は適切といえる。

(4) × 照度の単位は**ルクス**（lx）で、1ルクスは光度1カンデラの光源から1m離れた所で、その光に直角な面が受ける明るさに相当する。**注意！** 1カ

令和3年4月

ンデラの光源から1m離れた所で受ける明るさである。10mは誤り。

(5) ○　**明度**とは明るさ、**彩度**とは鮮やかさのことである。室内の彩色で、明度を高くすると光の反射率が高くなり照度を上げる効果があるが、彩度を高くしすぎると交感神経の緊張を招きやすく、長時間にわたる場合は疲労を招きやすいとされている。

問14 正解 (2)

(1)、(3)、(4)、(5) ○　事業者は、「労働者の心の健康の保持増進のための指針」に基づき、各事業場の実態に即した形で、ストレスチェック制度を含めたメンタルヘルスケアの実施に積極的に取り組むことが望ましいとされている。参照！労働者の心の健康の保持増進のための指針2

(2) ×　心の健康づくり計画の実施に当たっては、ストレスチェック制度の活用や職場環境等の改善を通じて、メンタルヘルス不調を未然に防止する「一次予防」、メンタルヘルス不調を早期に発見し、適切な措置を行う「二次予防」及びメンタルヘルス不調となった労働者の職場復帰を支援等を行う「三次予防」が円滑に行われるようにする必要がある。参照！上記指針2

問15 正解 (2)

(1) ○　筋力については、握力を握力計で測定する。

(2) ×　柔軟性については、上体起こしではなく、座位体前屈を体前屈測定計で測定する。

(3) ○　平衡性については、閉眼（又は開眼）片足立ちをストップウォッチで測定する。

(4) ○　敏しょう性については、全身反応時間を全身反応測定器で測定する。

(5) ○　全身持久性については、全身持久力（＝最大酸素摂取量）を自転車エルゴメーターまたはトレッドミルを用いて測定する。

問16 正解 (4)

(1)、(2) ○　ガイドラインでは、ディスプレイ画面上における照度は、500ルクス以下になるようにするとされている。また、書類上及びキーボード上における照度は、300ルクス以上とされている。参照！「情報機器作業における労働衛生管理のためのガイドライン」（令和元年7月12日・基発0712第3号）4 注意！平成14年4月5日付の通達「VDTガイドライン」（略称）は廃止されている。

(3) ○　**グレア**とは、光源から直接又は間接に受けるギラギラしたまぶしさなどのことであり、その防止には、間接照明等の利用、ディスプレイ画面の位置や傾きなどの調整が挙げられる。参照！上記ガイドライン4

(4) ×　ガイドラインでは、ディスプレイは、おおむね40cm以上の視距離が確保できるようにし、画面の上端が、眼と同じ高さか、やや下になるようにするとされている。参照！上記ガイドライン5

(5) ○　ガイドラインでは、「作業時間又は作業内容に相当程度拘束性があると考えられるもの」（＝1日に4時間以上情報機器作業を行う者であって、一定の要件を満たす者）については「定期健康診断を、全ての対象者に実施」し、それ以外のものについては、「自覚症状を訴える者のみ健診対象」とするとされている。参照！上記ガイドライン9、別紙

問17 正解（4）

(1) ○　人間の全血液量は体重1kg当たり約80mlだが、その1／3を短時間に失うと生命が危険な状態となる。大出血の場合は速やかに止血しなければならない。

(2) ○　傷口が泥で汚れているときは、手際良く水道水で洗い流すことで傷口からの感染症を防ぐようにする。

(3) ○　**間接圧迫法**とは、きず口より心臓に近い動脈を手や指で圧迫して血液の流れを止める方法であり、応急手当としては、傷口を圧迫する直接圧迫法が推奨されている。

(4) ×　**毛細血管性出血**とは、擦り傷のときにみられるもので、傷口から少しずつにじみ出るような出血をいう。浅い切り傷のときにみられる、（暗赤色の血液が）傷口からゆっくり持続的に湧き出るような出血は、**静脈性出血**と考えられる。

(5) ○　止血帯を施した後、受傷者を医師に引き継ぐまでに1時間以上かかる場合には、止血帯を施してから20～30分ごとに1～2分間、出血部から血液がにじんでくる程度まで結び目をゆるめることで、壊死などの障害を防ぐようにする。

問18 正解（3）

(1)、(2) ○　傷病者を発見した場合には、傷病者の両肩を軽くたたきながら声をかけて、傷病者に反応がある場合は、回復体位をとらせて安静にして、経過を観察する。反応がない、または判断に迷う場合には、大声で周囲の人の助けを求め、119番通報とAEDの手配を依頼する。いずれの場合も一次救命措置は、できる限り単独で行うことは避けるようにしなければならない。

(3) ×　口対口人工呼吸は、傷病者の鼻をつまみ、約1秒かけて傷病者の「胸が上がるのが見てわかる程度」の量の息を、2回吹き込むとされている。3秒ではない。

(4) ○　成人に対する胸骨圧迫では、胸が約5cm沈む強さで胸骨の下半分を圧迫し、1分間に100～120回のテンポで行う。

(5) ○　AEDによる心電図の自動解析の結果、「ショックは不要です。」などのメッセージが流れた場合には、除細動は不要だが、速やかに胸骨圧迫を開始する必要がある。

問19 正解（1）

(1) ×　**感染型食中毒**は、食物に付着した細菌そのものの感染によって起こる食中毒であり、サルモネラ菌、腸炎ビブリオ、病原性大腸菌などによるものがある。いずれも、食品中で増殖した際の毒素により発症するものではない。

(2) ○　**ボツリヌス菌**は、缶詰、真空パック食品、魚肉発酵食品などを媒介食品として、酸素のない食品中でも増殖し、毒性の強い神経毒を産生する。

(3) ○　**黄色ブドウ球菌**は、ブドウの房のように集まっていることから名付けられたもので、食中毒の原因となるだけでなく、おできやにきびなどの化膿性疾患の起因菌でもある。菌自体は熱に弱いが、毒素は100℃で20分の加熱をしても分解されない。

(4) ○　**腸炎ビブリオ菌**は、日本で発見された食中毒の原因菌の一種であり、3％食塩濃度で最も増殖することから、**病原性好塩菌**とも呼ばれる。

(5) ○　**細菌性食中毒**とは食中毒の原因物質が細菌であるものをいう。カンピロバクター、サルモネラ、腸炎ビブリオなどの感染型、黄色ブドウ球菌、ボツリヌス菌、セレウス菌（嘔吐型）などの食物内毒素型、腸管出血性大腸菌（O157）、ウェルシュ菌、セレウス菌（下痢型）などの生体内毒素型に分けられる。

問20 正解（1）

(1) × 「職場における腰痛予防対策指針」においては、腰部保護ベルトは一律に使用するのではなく、個人ごとに効果を確認してから使用の適否を判断するとされている。参照！職場における腰痛予防対策指針２の（6）

(2) ○ 指針では、作業時間、作業量等の設定に際しては、作業に従事する労働者の数、作業内容、作業時間、取り扱う重量、自動化等の状況、補助機器や道具の有無等が適切に割り当てられているか検討するとされている。参照！上記指針２（3）

(3) ○ 指針では、腰部に負担のかかる動作では、姿勢を整え、かつ、腰部の不意なひねり等の急激な動作を避けるとされている。参照！上記指針２（3）

(4) ○ 指針では、作業時は、作業対象にできるだけ身体を近づけて作業することとされている。参照！上記指針２（2）イ

(5) ○ 指針では、従業員を当該作業に配置する際及びその後６か月以内ごとに１回、定期に、医師による腰痛の健康診断を実施することとされている。参照！上記指針４（1）

労働生理

問21 正解（5）

(1) ○ 神経細胞とは、神経系を構成する基本的な単位であり、電気信号を発して情報をやりとりする細胞で**ニューロン**とも呼ばれる。

(2) ○ 自らの意思に関わって働く機能に関与するのが**体性神経**であり、自らの意思とは関係なく働く機能調節が**自律神経**である。

(3) ○ 大脳の外側の大脳皮質は、神経細胞の灰白質の薄い層であり、脳の高次機能を司っている。大脳の内側の髄質の白質部分は、神経線維の集まりであり、神経細胞が発した電気信号を、別の神経細胞に伝える導線の役割を担っている。

(4) ○ 自らの意思とは関係なく働く機能調節が自律神経である。自律神経系は、**交感神経系**と**副交感神経系**とに分類され、双方の神経系は多くの臓器に対して相反する作用を有している。

(5) × **交感神経系**には身体の機能をより活動的に調節する働きがある。一方で、食物の消化に関わる機能が活発になるのは、**副交感神経系**の働きによるものである。

問22 正解（3）

(1)、(2)、(4)、(5) ○ 肝臓には、コレステロール、尿素の合成、胆汁の生成・分泌、グリコーゲンの合成及び分解などの様々な働きがある。

(3) × 運動によって乳酸は増加するが、増加した乳酸は血液中に放出されて肝臓に運ばれ、グルコースの再生材料として消費される。ビリルビンとは赤血球中のヘモグロビンが壊れてできる色素であり、肝臓で処理されて胆汁中に

捨てられる。肝臓では乳酸の合成は行われず、ビリルビンを分解する働きはない。

問23 正解（2）

(1) ○　睡眠は、目が活発に動く**レム**（Rapid Eye Movement：急速眼球運動）睡眠と目の動きのない**ノンレム**（non-REM）睡眠に分類される。

(2) ×　**甲状腺刺激ホルモン**は、甲状腺ホルモンの分泌を刺激する働きがあり、下垂体前葉から分泌されるホルモンである。夜間睡眠が始まる時間帯から増えて、入眠直前に最高値となり、睡眠開始と共に低下する。甲状腺から分泌される**甲状腺ホルモン**には、細胞の新陳代謝を活発にする、交感神経を刺激する、成長や発達を促すといった働きがある。

(3) ○　睡眠と食事は深く関係しているため、就寝直前の過食は、肥満のほか不眠を招くことになり、注意しなければならない。

(4) ○　夜間に働いた後の昼間に睡眠する場合は、一般に、就寝から入眠までの時間が長くなり、睡眠時間が短縮し、睡眠の質も低下する傾向が強く、生活リズムの乱れに注意しなければならない。

(5) ○　心拍数は、睡眠の状態や体調に深く関わっており、睡眠中には心拍数が減少するほか、体温の低下などがみられる。

問24 正解（1）

(1) ×　三大栄養素のうち、糖質はブドウ糖に分解されてエネルギー源に、蛋白質はアミノ酸に分解されて細胞を構成する成分などに、脂肪は脂肪酸とグリセリンに分解されてエネルギー源になる。いずれも酵素により分解される。エチレングリコールは、不凍液などに用いられるアルコールの一種である。

(2) ○　無機塩やビタミン類は、三大栄養素と併せて五大栄養素とされているが、酵素による分解を受けないでそのまま腸壁から吸収される。

(3) ○　消化器官から吸収した栄養素や体内に貯蔵した栄養素を、エネルギーや生命の維持に必要な物質に変える作用が代謝である。

(4) ○　**ペプシノーゲン**は、胃酸によってペプシンという消化酵素になり、蛋白質を分解する働きがある。水分の吸収は主に小腸で行われ、胃ではほとんど行われない。

(5) ○　小腸は、十二指腸、空腸、回腸の３つの部分に分けられ、消化管全体の約80％を占めている。

問25 正解（5）

A　○　腎臓は、皮質、髄質、腎うから構成され、皮質と髄質の部分には、ろ過と再吸収を行う腎単位（ネフロン）が存在する。腎単位（ネフロン）は、腎小体（マルピーギ小体）と細尿管（腎細管・尿細管）から構成されている。

B　○　尿には、水分と微量の塩素、ナトリウム、カリウム、マグネシウム、リン酸などのイオン、クレアチニン、尿酸、アンモニア、ホルモンが含まれている。

C　×　腎臓の皮質にある腎小体では、糸球体から血液中の糖などの蛋白質より小さな分子が水分とともにボウマン嚢に濾し出されて原尿が生成される。

D　×　腎臓の尿細管では、原尿に含まれる大部分の水分及び身体に必要な成分は血液中に再吸収されて、残りの不必要な成分が尿として生成される。蛋白質は、その大きさからボウマン嚢中には濾し出されない。

以上から、誤っているものの組み合わせは「(5) C、D」となる。

問26 正解（1）

(1) ○　アルブミンは、血漿蛋白の中で約60％を占める蛋白質である。膠質浸透圧を維持する働きをしており、血管内に水分を保持する役割がある。

(2)、(3) ×　体内を流れている血液は凝固しないが、出血すると血小板の凝集が起こり血栓を作る。次に血液凝固因子が働いてフィブリノーゲンがフィブリンとなり、血小板血栓をおおい固める。赤血球は血液凝固には関与しない。

(4) ×　**ヘマトクリット**とは、血液の容積に対する血球の割合を示す指標である。血球とは、赤血球、白血球、血小板からなっており、その多くは赤血球である。ヘマトクリット値が低いときは、赤血球が少なく貧血の可能性が、ヘマトクリット値が高いときは、脱水症、多血症などが考えられる。

(5) ×　血小板は、核を持たない不定形の細胞であり、血液凝固作用に関与している。体内への細菌や異物の侵入を防御するのは白血球である。

問27 正解（4）

(1) ○　**遠視**では、目に入ってきた光は眼軸が短いため、調節を休ませたとき、網膜の後ろにピントが合うことになる。

(2) ○　**化学感覚**とは、化学物質が刺激になって生ずる味覚と嗅覚の総称である。味覚は接触化学感覚、嗅覚は遠隔化学感覚ともよばれる。

(3) ○　**温度感覚**には、高い温度刺激に対して感ずる温覚、低い温度に対して感ずる冷覚の２種がある。

(4) ×　**深部感覚**とは、骨・筋・腱・関節・靭帯に対する接触刺激や、これらの運動から起こる感覚のことである。運動感覚、振動覚、骨膜・筋・腱などに強い圧迫や刺激が加わって生じる痛みの感覚（深部痛覚）に分けられる。

(5) ○　鼓膜の後ろにある鼓室は、耳管でつながっているが、普段は閉じたままの閉鎖空間であり、内圧は外気圧と等しく、１気圧になっている。

問28 正解（4）

(1)、(2)、(3)、(5) ×　人体は、①皮膚や粘膜の働き、②白血球や補体による自然免疫の働き、③多くの種類の抗体からできている免疫グロブリンの働きによってウイルスや細菌などの外部の抗原からの感染を防いでいる。

(4) ○　正しくは、「抗体とは、体内に入ってきた［A　抗原］に対して［B　体液性］免疫において作られる［C　免疫グロブリン］と呼ばれる蛋白質のことで、［A　抗原］に特異的に結合し、［A　抗原］の働きを抑える働きがある。」となる。

問29 正解（3）

(1) ×　代謝とは、活動において必要なエネルギーのことであるが、代謝において、細胞に取り入れられた体脂肪やグリコーゲンなどが分解されてエネルギーを発生する過程を異化という。

注意！ ATP（アデノシン三リン酸）は、筋肉が働く際のエネルギーである。

(2) ×　代謝において、体内に摂取された栄養素が、種々の化学反応によって、細胞を構成する蛋白質などの生体に必要な物質に合成されることを同化という。異化と同化を合わせて代謝という。

(3) ○　**基礎代謝**とは、生命維持のために必要なエネルギー代謝の基本量のことであり、その算出には、年齢、性別毎の基礎代謝基準値に体重をかけて求める。**基礎代謝量**とは、早朝空腹時に快適な室内等においての安静時の代謝量であり、その測定は、横臥安静時に行われる。

(4) ×　**エネルギー代謝率**とは、肉体の活動あるいは労働の強度を表す指標であり、〔活動時の総エネルギー代謝量〕から、〔安静時のエネルギー代謝量〕を引き、その結果を〔基礎代謝量〕で割って算出する。体内で一定時間中に消費された酸素と排出された二酸化炭素の容積比ではない。

(5) ×　ヒトは安静時にもエネルギーを消費しているが、激しい活動を行えば多くのエネルギーを消費する。エネルギー代謝率とは、肉体の活動あるいは労働の強度を表す指標であり、精神的及び感覚的な側面をも考慮した作業強度を表す指標ではない。

問30 正解 (5)

(1) ×　**横紋筋**には、骨格筋と心筋がある。骨格筋は随意筋であり、手足を動かすなど体を動かす働きをしているが、心筋は、心臓を構成する筋肉で不随意筋である。**平滑筋**は、内臓や血管の壁に存在する不随意筋である。

(2) ×　筋肉の方が運動によって疲労しやすいが、回復に時間がかかるのは神経系といえる。

(3) ×　運動には、荷物を持ち上げて差し出すような、関節を動かして筋肉を収縮させる**短縮性収縮**と**伸張性収縮**による運動と、壁を押す運動のように関節を動かさずに力を加える**等尺性収縮**による運動がある。

(4) ×　強い力を必要とする運動によって、エネルギーを供給するために筋肉の収縮性蛋白質は分解されるが、運動後の休息や栄養補給によって修復時には筋線維が太くなり筋肉は運動前よりも大きくなる。

(5) ○　筋肉は、収縮することで力を発生する。筋肉痛は、運動によって筋肉に細かい傷ができることによって起こるものである。

令和２年10月　公表試験問題の解答・解説

関係法令

問１　正解（1）

(1) ○　衛生管理者の選任は14日以内に行わなければならないが、所轄労働基準監督署長への報告は、選任後遅滞なく行えばよいとされている。参照！安衛法12条1項、安衛則7条1項1号・2項

(2) ×　常時2,000人を超え3,000人以下の労働者を使用する事業場では、5人の衛生管理者を選任しなければならないとされている。参照！安衛法12条1項、安衛則7条1項4号

(3) ×　常時50人以上の労働者を使用する警備業の事業場では、第二種衛生管理者免許を有する者のうちから衛生管理者を選任することができるとされている。参照！安衛法12条1項、安衛則7条1項3号ロ

(4) ×　専属の産業医を選任しなければならない事業場とは、常時1,000人以上の労働者を使用する事業場、又は一定の有害な業務に常時500人以上の労働者を従事させる事業場であり、常時800人以上の労働者を使用する事業場は該当しない。参照！安衛法13条1項、安衛則13条1項3号

(5) ×　常時500人を超える労働者を使用する事業場で、坑内労働又は一定の有害業務に常時30人以上の労働者を従事させるものにあっては、衛生管理者のうち1人を衛生工学衛生管理者免許を受けた者のうちから選任することとされているが、深夜業は一定の有害業務には含まれていない。参照！安衛法12条1項、安衛則7条1項6号、労働基準法施行規則18条

問２　正解（2）

(1) ○　安全衛生に関する方針の表明に関する業務のうち、衛生に係る技術的事項の管理は、衛生管理者の業務である。参照！安衛法10条1項・12条1項

(2) ×　衛生管理者ではなく産業医は、労働者の健康を確保するため必要があると認めるときは、事業者に対し、労働者の健康管理等について必要な勧告をすることができるとされている。参照！安衛法13条5項

(3) ○　安全衛生に関する計画の作成、実施、評価及び改善に関することで、衛生に係る技術的事項については、事業主が衛生管理者に管理させなければならない業務とされている。参照！安衛法10条1項・12条、安衛則3条の2第3号

(4) ○　労働災害の原因の調査及び再発防止対策に関することは、事業主が衛生管理者に管理させなければならない業務とされている。参照！安衛法10条1項4号・12条1項

(5) ○　健康診断の実施その他健康の保持増進のための措置に関する業務のうち、衛生に係る技術的事項の管理は、衛生管理者の業務である。参照！安衛法10条1項・12条1項

問３　正解（2）

(1) ○　雇入時の健康診断においては、医師の健康診断を受けたのち、3月を経過しない者を雇い入れる場合は省略できる。参照！安衛則43条

(2) ×　雇入時の健康診断については省略することはできない。聴力の検査方法について、一定年齢の者を対象に、医師が適当と認めるその他の方法により行うことができるのは、**定期健康診断**である。参照！安衛則43・44条

(3) ○　**胸部エックス線検査**については、1年以内ごとに1回、定期に行うことでよいとされている。参照！安衛則13条1項2号ヌ・45条1項・44条1項4号

(4) ○　事業者は、事業場において実施した雇入時の健康診断の項目に異常の所見があると診断された労働者については、その結果に基づき、健康を保持するために必要な措置について、健康診断実施日から3か月以内に、医師の意見を聴かなければならないとされている。参照！安衛法66条の4

(5) ○　定期健康診断の結果について、所轄労働基準監督署長に報告義務があるのは、常時50人の労働者を使用する事業場である。参照！安衛則52条

問4　正解（4）

(1) ×　衛生委員会の議長となる委員は、原則として、総括安全衛生管理者又は総括安全衛生管理者以外の者で事業場においてその事業の実施を統括管理するもの若しくはこれに準ずる者のうちから事業者が指名した者とされている。参照！安衛法17条・18条

(2) ×　事業場の労働組合、または、労働組合がないときに、労働者の過半数を代表する者の推薦に基づき指名するのは、衛生委員会の「議長以外の委員の半数」である。注意！衛生委員会の規定は、安全委員会の規定を準用する。参照！安衛法17条4項・18条4項

(3) ×　衛生管理者として選任している事業場に専属ではない労働衛生コンサルタントも、衛生委員会の委員として指名することができる。注意！衛生委員会の委員が事業場の専属でなければならないとはされていない。参照！安衛法18条2項

(4) ○　当該事業場の労働者で、衛生に関し経験を有するもののうちから事業者が指名した者を衛生委員会の委員とすることができる。参照！安衛法18条2項

(5) ×　事業者は、労働者のうち、作業環境測定を実施している作業環境測定士であるものを衛生委員会の委員として指名することができるとされているが、指名は義務ではない。参照！安衛法18条3項

問5　正解（3）

(1) ×　面接指導の実施者は、医師、保健師又は厚生労働大臣が定める研修を修了した看護師若しくは精神保健福祉士とされている。

(2) ×　ストレスチェックと健康診断は別の検査であり、面接指導の結果は、「面接指導結果報告書」として「就業上の措置に係る意見書」とともに事業者へ報告するが、「健康診断個人票」には記録されない。

(3) ○　ストレスチェックの項目は、①職場における当該労働者の心理的な負担の原因に関する項目、②心理的な負担による心身の自覚症状に関する項目、③職場における他の労働者による当該労働者への支援に関する項目である。参照！安衛法66条の10第1項、安衛則52条の9

(4) ×　事業者は、労働者から面接指導の申出があったときは、遅滞なく、面接指導を行わなければならないとされ

ている。対象となる要件の労働者全員ではなく、申出を行った労働者に対して行う。参照！安衛法66条の10第1項、安衛則52条の9

(5) ×　常時50人以上の労働者を使用する事業場にはストレスチェック制度の実施・報告義務がある。注意！報告は、面接指導を受けた労働者数が50人以上の場合ではない。

問6　正解（4）

(1)、(2)、(3)、(5) ×　**雇入れ時の安全衛生教育**については、金融業、医療業、警備業等、安衛令において示された業種の事業場は、「機械等、原材料等の危険性又は有害性及びこれらの取扱い方法に関すること」「安全装置、有害物抑制装置又は保護具の性能及びこれらの取扱い方法に関すること」「D　作業手順に関すること」「B　作業開始時の点検に関すること」についての教育を省略することができるとされている。以上から、省略できるものの組合せは「（4）B、D」となる。参照！安衛令法10条1項、安衛令2条3号、安衛則35条1項

(4) ○　上記記述を参照。

問7　正解（1）

(1) ×　屋内作業場の気積は、設備の占める容積及び床面から4mを超える高さにある空間を除き、労働者1人について10m³以上とされており、4mを超える高さにある空間を除き400m³とは、1人について10m³以下となり、違反となる。注意！気積は、「{(床面積×高さ)－設備}÷人数＝気積」で求められる。参照！安衛則600条

(2) ○　ねずみ、昆虫等の状況については、6か月以内ごとに1回、定期に統一的に調査を実施し、その調査結果に基づき必要な措置を講じなければならないことから、違反ではない。参照！安衛則619条2号

(3) ○　法令では、常時50人以上又は常時女性30人以上の労働者を使用するときは、臥床できる休養室又は休養所を男性用・女性用に区別して設けなければならないとされており、男性5人と女性25人の事業場には設置義務はなく、違反ではない。参照！安衛則618条

(4) ○　事業場に附属する食堂の床面積は、食事の際の1人について1m²以上とされており、1人について、1.1m²は違反ではない。参照！安衛則630条2号

(5) ○　労働者を常時就業させる場所の作業面の照度については、精密な作業には300ルクス以上、粗な作業については70ルクス以上とされており、違反ではない。参照！安衛則604条

問8　正解（2）

(1) ×　中央管理方式の空気調和設備を設けている建築物の事務室については、2か月以内ごとに1回、定期に、空気中の一酸化炭素及び二酸化炭素の含有率等の測定をしなければならないとされている。6か月以内ごとは誤り。参照！事務所衛生基準規則7条1項

(2) ○　機械による換気のための設備については、事業者は、原則として、2か月以内ごとに1回、定期に、異常の有無を点検しなければならないとされている。参照！事務所衛生基準規則9条

(3) ×　燃焼器具を使用するときは、発熱量が著しく少ないものを除き、事業者は、毎日、当該器具の異常の有無を

点検しなければならないとされている。１か月以内ごとは誤り。参照！事務所衛生基準規則６条２項

(4) ×　空気調和設備内に設けられた排水受けについては、当該排水受けの使用開始時及び使用を開始した後、１か月以内ごとに１回、定期に、その汚れ及び閉塞の状況を点検し、必要に応じ、その清掃等を行うこととされている。２か月以内ごとは誤り。参照！事務所衛生基準規則９条の２第４号

(5) ×　空気調和設備の加湿装置については、当該加湿装置の使用開始時及び使用を開始した後、１か月以内ごとに１回、定期に、その汚れの状況を点検し、必要に応じ、その清掃等を行うとされている。２か月以内ごとは誤り。参照！事務所衛生基準規則９条の２第３号

問９ 正解（4）

(1) ×　災害その他避けることのできない事由によって、臨時の必要がある場合においては、使用者は、行政官庁の許可を受けて、その必要の限度において労働時間を延長し、又は休日に労働させることができるとされている。参照！労働基準法 33 条

(2) ×　労働時間は、事業場を異にする場合においても、労働時間に関する規定の適用については通算すると定められている。参照！労働基準法 38 条１項

(3) ×　使用者は、労働時間が６時間を超える場合においては少なくとも 45 分、８時間を超える場合においては少なくとも１時間の休憩時間を労働時間の途中に与えなければならないと定められている。参照！労働基準法 34 条１項

(4) ○　**監督管理者**（労働条件の決定その他労務管理について経営者と一体的な立場にある者）については、労働時間の適用除外の対象とされている。林業以外の農林水産業に従事する者、監視業務等を行う者なども適用除外となる。参照！労働基準法 41 条・別表第１第６～７号

(5) ×　**清算期間**とは、労働契約上、労働者が労働すべき時間を定める期間のことであり、フレックスタイム制では最長３カ月以内とされている。参照！労働基準法 32 条の３第１項第２号

問10 正解（1）

(1) ×　育児時間を請求できるのは、生後満１年に達しない生児を育てる女性である。参照！労働基準法 67 条

(2)、(3)、(4)、(5) ○　労働基準法では、生後満１年に達しない生児を育てる女性は、一定の休憩時間のほかに、１日２回各々少なくとも 30 分、生後満１年に達しない生児を育てるための時間を請求することができるとされている。この育児時間は、授乳などのほか、幼稚園の送り迎えなど、女性労働者が請求した時間に与えなければならず、２回分を１回にまとめて取得することもできる。育児時間は、その請求がない女性労働者に強制的に取得させる必要はなく、育児時間については、会社には賃金を支払う義務はない。育児休業期間も同様である。また、育児時間中の女性労働者を使用してはならない。

注意！育児休業とは異なり、育児時間を取得できるのは女性労働者に限られる。参照！労働基準法 67 条

労働衛生

問11 正解 (3)

(1)、(2)、(4)、(5) × 必要換気量とは、衛生上、1時間に入れ替える必要のある空気の量のことである。この必要換気量は次の式で求められるが、算出に用いられる式は、次のとおりである。

Q必要換気量

$$= \frac{\text{D室内にいる人が1時間に呼出する二酸化炭素量(m}^3\text{/h)}}{\text{B室内二酸化炭素基準濃度(\%)} - \text{C外気の二酸化炭素濃度(\%)}} \times 100$$

ただし、基準濃度が%ではなく、濃度の数値ppmである場合には、計算式は次のようになることに注意が必要である。**注意！** 1ppm＝0.0001％

必要換気量

$$= \frac{\text{室内にいる人が1時間に呼出する二酸化炭素量(m}^3\text{/h)}}{\text{室内二酸化炭素基準濃度(ppm)} - \text{外気の二酸化炭素濃度(ppm)}} \times 1{,}000{,}000$$

●必要換気量の算出に用いられる数値

室内二酸化炭素基準濃度	0.1％
外気の二酸化炭素濃度	0.03～0.04％
人が呼出する二酸化炭素濃度	4％

なお、事務所衛生基準規則では、事業者は、室における二酸化炭素の含有率を、100万分の5,000以下（＝5,000ppm以下）としなければならないとされている。**参照！** 事務所衛生基準規則3条2項

(3) ○ 上記参照。

問12 正解 (1)

(1) × **WBGT**（湿球黒球温度：Wet Bulb Globe Temperature）とは、暑さ指数とも呼ばれ、湿度、日射・輻射などの周辺の熱環境、気温の3要素を取り入れた指標であり、高温環境の評価に用いられる。それぞれ、自然湿球温度、黒球温度、乾球温度の値を使って計算する。基準値の単位は、気温と同じ「℃」で表され、基準値を超えると熱中症が発生するリスクが高まる。

(2) ○ WBGT（湿球黒球温度：Wet Bulb Globe Temperature）とは、暑さ指数とも呼ばれ、「湿度」「日射・輻射などの周辺の熱環境」「気温」の三要素を取り入れた指標であり、暑熱環境による熱ストレスの評価に用いられる。熱中症を予防することを目的として提案された指標である。

(3) ○ 屋内の場合及び屋外で太陽照射のない場合のＷＢＧＴ値は、自然湿球温度及び黒球温度の値から算出される。この場合の計算式は次の通り。

WBGT値＝0.7×自然湿球温度＋0.3×黒球温度

(4) ○ **ＷＢＧＴ基準値**は、身体に対する負荷が大きな作業の方が、負荷が小さな作業より小さな値となる。作業強度により、物差しとなるWBGT基準値を正しく選定して評価する必要がある。

(5) ○ ＷＢＧＴ基準値は、熱に順化している人に用いる値の方が、熱に順化していない人に用いる値より大きな値となる。例えば、中程度代謝率の作業区分でのＷＢＧＴ基準値（℃）は、熱に順化している人は28、熱に順化していない人は26となる。

問13 正解 (4)

(1) ○ 前方から明かりをとるときには、目と光源を結ぶ線と視線とが作る角度は、**30°以上**になるようにする。40°は適切といえる。

(2) ○ あらゆる方向から同程度の明るさの光がくると、影ができなくなり、立体感がなくなってしまうことがある。これは、影があることで、奥行きを認識しやすくなるからである。右眼と左眼の網膜に写った像の違いから奥行きを知覚して立体感を感じている。

(3) ○ 全般照明と局部照明を併用する場合には、全般照明による照度は、局部照明による照度の10分の1以上にするのが適切とされている。5分の1程度は適切といえる。

(4) × 照度の単位は**ルクス（lx）**で、1ルクスは光度1カンデラの光源から1m離れた所で、その光に直角な面が受ける明るさに相当する。注意！1カンデラの光源から1m離れた所で受ける明るさである。10mは誤り。

(5) ○ **明度**とは明るさ、**彩度**とは鮮やかさのことである。室内の彩色で、明度を高くすると光の反射率が高くなり照度を上げる効果があるが、彩度を高くしすぎると交感神経の緊張を招きやすく、長時間にわたる場合は疲労を招きやすいとされている。

問14 正解（2）

(1)、(3)、(4)、(5) ○ 事業者は、「労働者の心の健康の保持増進のための指針」に基づき、各事業場の実態に即した形で、ストレスチェック制度を含めたメンタルヘルスケアの実施に積極的に取り組むことが望ましいとされている。参照！労働者の心の健康の保持増進のための指針2

(2) × 心の健康づくり計画の実施に当たっては、ストレスチェック制度の活用や職場環境等の改善を通じて、メンタルヘルス不調を未然に防止する「**一次予防**」、メンタルヘルス不調を早期に発見し、適切な措置を行う「**二次予防**」及びメンタルヘルス不調となった労働者の職場復帰を支援等を行う「**三次予防**」が円滑に行われるようにする必要がある。参照！上記指針2

問15 正解（1）

(1) ○ 日本人のメタボリックシンドローム診断基準で、**腹部肥満**（ A 内臓 脂肪の蓄積）とされるのは、腹囲が男性では B 85 cm以上、女性では C 90 cm以上の場合である。

(2)、(3)、(4)、(5) × 上記記述を参照。

問16 正解（5）

(1) × 「職場における腰痛予防対策指針」においては、腰部保護ベルトは一律に使用するのではなく、個人ごとに効果を確認してから使用の適否を判断するとされている。参照！職場における腰痛予防対策指針2の（6）

(2) × 満18歳以上の男子労働者が人力のみにより取り扱う物の重量は、体重のおおむね40％以下となるように努めることとされており、50％は誤り。参照！上記指針別紙Ⅰの1

(3) × 指針では、従業員を当該作業に配置する際及びその後1年以内ではなく6月以内ごとに1回、定期に、医師による腰痛の健康診断を実施することとされている。参照！上記指針4（1）

(4) × 立ち作業の場合、床面が硬い場合には、立っているだけでも腰部への衝撃が大きいので、クッション性のある作業靴やマットを利用して、衝撃を緩和することとされている。参照！上記指針別紙Ⅱの6の（1）

(5) ○ 腰掛け作業では、椅子に深く腰を掛けて、背もたれで体幹を支え、履物の足裏全体が床に接する姿勢を基本とするとされている。参照！上記指針別紙Ⅲの１の（３）イ

問17 正解（1）

(1) ×　虚血性心疾患は、冠状動脈硬化症ともいわれ、門脈ではなく冠動脈による心筋への血液の供給が不足したり途絶えることにより心筋の酸素不足が原因で起こる心筋障害である。

(2) ○　虚血性心疾患は、冠状動脈硬化症ともいわれ、冠動脈による心筋への血液の供給が不足したり途絶えることにより心筋の酸素不足が原因で起こる心筋障害である。発症の危険因子には、高血圧、喫煙、脂質異常症などがある。

(3) ○　虚血性心疾患とは、心臓のまわりを通っている冠動脈が動脈硬化などで狭くなったり、閉塞したりして心筋に血液が行かなくなること（心筋虚血）で起こる疾患であり、心筋の一部分に可逆的虚血が起こる**狭心症**と、不可逆的な心筋壊死が起こる**心筋梗塞**とに大別される。

(4) ○　心筋梗塞では、突然激しい胸痛が起こり、「締め付けられるように痛い」、「胸が苦しい」などの症状が数分から10分程度続き、１時間以上になることもある。胸痛以外にも、のどや奥歯、腕、背中、みぞおちなどが痛む「放散痛（関連痛）」という症状が現れることもある。

(5) ○　狭心症と心筋梗塞では、主に前胸部、まれに左腕や背中に痛み、圧迫感を生じるが、発作の持続時間は通常数分間であり、長くても15分以内であることが多い。

問18 正解（4）

(1) ×　心肺蘇生は、呼吸がない場合や確認できない場合は、速やかに開始しなければならない。

(2) ×　人工呼吸については、救命講習などで訓練を受けており、人工呼吸を行う技術と意思がある場合は、胸骨圧迫と人工呼吸を組み合わせた心肺蘇生を行うことが望ましいとされている。胸骨圧迫がより重要とされる。

(3) ×　成人に対する**胸骨圧迫**では、胸が約5cm沈む強さで胸骨の下半分を圧迫し、１分間に100～120回のテンポで行うとされている。

(4) ○　人工呼吸を行うに際しては、傷病者のあごの先端に手の指先を当てて持ち上げることで、気道を大きく開けることができる。

(5) ×　**口対口人工呼吸**では、傷病者の鼻をつまみ、約１秒かけて傷病者の「胸が上がるのが見てわかる程度」の量の息を、２回吹き込むとされている。3秒ではない。

問19 正解（1）

(1) ×　**感染型食中毒**は、食物に付着した細菌そのものの感染によって起こる食中毒であり、サルモネラ菌、腸炎ビブリオ、病原性大腸菌などによるものがある。いずれも、食品中で増殖した際の毒素により発症するものではない。

(2) ○　**ボツリヌス菌**は、缶詰、真空パック食品、魚肉発酵食品などを媒介食品として、酸素のない食品中でも増殖し、毒性の強い神経毒を産生する。

(3) ○　**黄色ブドウ球菌**は、ブドウの房のように集まっていることから名付けられたもので、食中毒の原因となるだけでなく、おできやにきびなどの化膿性疾患の起因菌でもある。菌自体は熱に弱いが、毒素は100℃で20分の加

熱をしても分解されない。

(4) ○　**腸炎ビブリオ菌**は、日本で発見された食中毒の原因菌の一種であり、3％食塩濃度で最も増殖することから、**病原性好塩菌**とも呼ばれる。

(5) ○　**細菌性食中毒**とは、食中毒菌が食品の中に混入して起こるものであり、発生の仕方により、カンピロバクター、サルモネラ、腸炎ビブリオなどの感染型、黄色ブドウ球菌、ボツリヌス菌、セレウス菌（嘔吐型）などの食品内毒素型、腸管出血性大腸菌（O157）、ウェルシュ菌、セレウス菌（下痢型）などの生体内毒素型に分類される。

問20 正解（2）

(1) ○　人間の全血液量は体重1kg当たり約80mlだが、その1／3を短時間に失うと生命が危険な状態となる。大出血の場合は速やかに止血しなければならない。

(2) ×　**動脈性出血**は、鮮紅色を呈する拍動性の出血で、出血量が多いため、直接圧迫法では止血できないような場合には、早急に、できるだけ幅の広い布などを利用した止血帯を用いて止血する。

(3) ○　**静脈性出血**とは、傷口からゆっくり持続的に湧き出るような出血であり、通常、直接圧迫法で止血する。

(4) ○　**内出血**とは、胸腔、腹腔などの体腔内や皮下などの軟部組織への出血であり、血液が体外に流出しないものをいう。

(5) ○　**間接圧迫法**とは、出血部よりも心臓に近い部位の動脈を圧迫して止血する方法である。直接圧迫止血法によっても止血が困難な場合などに用いられる。

労働生理

問21 正解（3）

(1)、(2)、(4)、(5) ×　男女間では検査値の基準範囲が異なることがある。男性のほうが女性より検査値が高い血液検査項目には、赤血球数、ヘモグロビン、ヘマトクリット、クレアチニン、尿酸、中性脂肪、γ－GTなどがあり、女性のほうが男性より値が高い項目には、HDL－コレステロールがある。また、基礎代謝量も男性の方が高いとされている。違いの原因として、男性ホルモン、女性ホルモンの影響、生活習慣の違いなどが考えられている。

(3) ○　白血球は「免疫」を司る血球成分であるが、その基準値には男女差がみられない。

問22 正解（3）

(1) ○　心筋は、心臓壁の大部分を構成しており、心臓拍動のための収縮を行っている。

(2) ○　**体循環**は、左心室から大動脈に入り、毛細血管を経て静脈血となり右心房に戻ってくる血液の循環である。血液は、心臓を出て全身に回り、毛細血管から心臓に戻ってくる。

(3) ×　**肺循環**は、右心室から肺動脈を経て肺の毛細血管に入り、肺静脈を通って左心房に戻る血液の循環である。血液が心臓を出て肺を通り、心臓に戻る循環が肺循環である。

(4) ○　心臓の筋肉は、収縮と拡張を繰り返すことで血液を全身に送り出している。この拍動は、自らの意思でコントロールすることはできず、自律神経の支配を受けている。

(5) ○　大動脈を流れる血液は、毛細血管で酸素と二酸化炭素、栄養分と老廃物の交換を行った動脈血であるが、肺動脈を流れる血液には二酸化炭素が多く含まれており、肺胞でこれを排出して酸素を取り込んだ血液が肺静脈を流れている。

問23 正解 (5)

(1) ○　呼吸運動は、主として横隔膜、肋間筋などの呼吸筋によって胸郭内容積を周期的に増減し、それに伴って肺を伸縮させることにより行われる。主に肋間筋を使う呼吸が胸式呼吸、主に横隔膜を使う呼吸が腹式呼吸である。

(2) ○　胸腔などの胸郭内容積が増し、内圧が低くなることで、肺内へ空気が流れ込む。この時、鼻腔、気管などの気道を経て肺内へ流れ込む空気が吸気である。

(3) ○　肺胞内の空気と肺胞を取り巻く毛細血管中の血液との間で行われるガス交換を外呼吸という。肺胞と血液との間のガス交換が**外呼吸**、血液と細胞のガス交換が**内呼吸**である。

(4) ○　通常の呼吸の場合の呼気には、酸素が約16%、二酸化炭素が約4%、含まれている。ちなみに、大気中の酸素濃度は20.93%、二酸化炭素濃度は0.04%である。

(5) ×　身体活動時には、血液中の二酸化炭素分圧の上昇などにより延髄にある呼吸中枢が刺激されて、呼吸は深くなり、回数が増加する。窒素分圧の上昇ではない。

問24 正解 (3)

(1) ○　三大栄養素のうち、糖質はブドウ糖に分解されてエネルギー源に、蛋白質はアミノ酸に分解されて細胞を構成する成分などに、脂肪は脂肪酸とグリセリンに分解されてエネルギー源になる。いずれも酵素により分解される。

(2) ○　無機塩やビタミン類は、三大栄養素と併せて五大栄養素とされているが、酵素による分解を受けないでそのまま腸壁から吸収される。

(3) ×　肝臓で生成される胆汁には消化酵素は含まれていない。胆汁はアルカリ性で、十二指腸の膵液が持つ消化酵素を活発化して脂肪や蛋白質を分解する。トリプシンは膵臓から分泌される膵液に含まれている。

(4) ○　ペプシノーゲンは、塩酸によってペプシンという消化酵素になり、蛋白質を分解する働きがある。水分の吸収は主に小腸で行われ、胃ではほとんど行われない。

(5) ○　消化器官は動きながら、消化液によって栄養素を吸収しやすい大きさに分解する。消化された栄養素は、主に小腸から吸収されるが、栄養素の多くは毛細血管から肝臓に集められ、必要に応じて静脈から心臓を通って全身へ運ばれる。

問25 正解 (5)

(1) ×　寒冷にさらされ体温が正常より低くなると、皮膚の血管を収縮させて血流量を減らし、皮膚温を下げる。血管を弛緩させて血流量を増やすと皮膚温は上がる。

(2) ×　高温にさらされて体温が正常以上に上昇すると、皮膚の血管が弛緩して血流量を増加するとともに、体内の代謝活動が抑制されて熱の産生量が減少し、人体からの放熱が促進される。

(3) ×　体温調節のように、外部環境が変化しても身体内部の状態を一定に保つ生体の仕組みは、同調性ではなく恒常性という。

(4) ×　体温調整中枢は、小脳ではなく間脳の視床下部にあり、自律神経や内分泌腺から放出されるホルモンの働きにより調節されている。

(5) ○　放熱は、蒸発、輻射、対流、伝導などの物理的な過程で行われるが、蒸発による熱放散には、発汗と不感蒸泄がある。

問26 正解 (5)

A ○　腎臓は、皮質、髄質、腎うから構成され、皮質と髄質の部分には、ろ過と再吸収を行う腎単位（ネフロン）が存在する。腎単位（ネフロン）は、腎小体（マルピーギ小体）と細尿管（腎細管・尿細管）から構成されている。

B ○　尿には、水分と微量の塩素、ナトリウム、カリウム、マグネシウム、リン酸などのイオン、クレアチニン、尿酸、アンモニア、ホルモンが含まれている。

C ×　腎臓の皮質にある腎小体では、糸球体から血液中の糖などの蛋白質より小さな分子が水分とともにボウマン嚢に濾し出されて原尿が生成される。

D ×　腎臓の尿細管では、原尿に含まれる大部分の水分及び身体に必要な成分は血液中に再吸収されて、残りの不必要な成分が尿として生成される。蛋白質は、その大きさからボウマン嚢中には濾し出されない。

以上から、誤っているものの組み合わせは「(5) C、D」となる。

問27 正解 (5)

(1) ×　**横紋筋**には、骨格筋と心筋がある。骨格筋は随意筋であり、手足を動かすなど体を動かす働きをしているが、心筋は、心臓を構成する筋肉で不随意筋である。**平滑筋**は、内臓や血管の壁に存在する不随意筋である。

(2) ×　筋肉の方が神経よりも運動によって疲労しやすいが、回復に時間がかかるのは神経系といえる。

(3) ×　運動には、荷物を持ち上げて差し出すような、関節を動かして筋肉を収縮させる**短縮性収縮**と**伸張性収縮**による運動と、壁を押す運動のように関節を動かさずに力を加える**等尺性収縮**による運動がある。

(4) ×　強い力を必要とする運動によって、エネルギーを供給するために筋肉の収縮性蛋白質は分解されるが、運動後の休息や栄養補給によって修復時には筋線維が太くなり筋肉は運動前よりも大きくなる。

(5) ○　筋肉は、収縮することで力を発生する。筋肉痛は、運動によって筋肉に細かい傷ができることによって起こるものである。

問28 正解 (4)

(1) ○　外耳では音を集め、中耳では外耳から伝わってきた振動を内耳へ伝え、内耳では伝わってきた振動を電気信号に変換して脳に伝えている。

(2) ○　外耳と中耳は音の振動を伝える伝音系の器官であり、内耳は振動を電気信号に変換する感音系の器官である。

(3) ○　内耳は、耳の最深部の骨壁に囲まれた部分であり、聴覚をつかさどる蝸牛と、平衡感覚をつかさどる前庭と半規管の３つの部分からなっている。

(4) ×　前庭には球形嚢と卵形嚢があり、それぞれに有毛細胞がある。この有毛細胞の上に耳石が乗っていて、身体の傾きとともに、耳石も重力の方向へ傾くことで、身体の傾きを感知することができる。三半規管はリンパ液で満たされており、身体の動きに合わせてリンパ液が流れることで身体の回転を感知することができる。

(5) ○　中耳の中の気圧と、外の気圧が異なっていると、鼓膜が鼓室側に押し込まれたり、外耳道側に押し出されて、音が聞こえにくくなることがある。

問29 正解 (2)

(1) ○　睡眠は、目が活発に動く**レム**(Rapid Eye Movement：急速眼球運動)**睡眠**と目の動きのない**ノンレム**(non-REM)**睡眠**に分類される。

(2) ×　**甲状腺刺激ホルモン**は、甲状腺ホルモンの分泌を刺激する働きがあり、下垂体前葉から分泌されるホルモンである。夜間睡眠が始まる時間帯から増えて、入眠直前に最高値となり、睡眠開始と共に低下する。甲状腺から分泌される**甲状腺ホルモン**には、細胞の新陳代謝を活発にする、交感神経を刺激する、成長や発達を促すといった働きがある。

(3) ○　睡眠と食事は深く関係しているため、就寝直前の過食は、肥満のほか不眠を招くことになり、注意しなければならない。

(4) ○　夜間に働いた後の昼間に睡眠する場合は、一般に、就寝から入眠までの時間が長くなり、睡眠時間が短縮し、睡眠の質も低下する傾向が強く、生活リズムの乱れに注意しなければならない。

(5) ○　心拍数は、睡眠の状態や体調に深く関わっており、睡眠中には心拍数が減少するほか、体温の低下などがみられる。

問30 正解 (3)

(1) ○　**コルチゾール**とは、副腎皮質から分泌されるホルモンの一種であり、炭水化物、脂肪、蛋白の代謝を制御する働きがある。

(2) ○　**アルドステロン**とは、副腎皮質から分泌されるホルモンの一種であり、体液中の塩類バランスを調節する機能がある。

(3) ×　**パラソルモン**は、副甲状腺から分泌されるホルモンの一種であり、血液中のカルシウムの濃度を上昇させる働きがある。

(4) ○　**インスリン**とは、膵臓から分泌されるホルモンの一種であり、食後に増加した血糖を速やかに処理することで、血糖量を減少させる機能がある。

(5) ○　**メラトニン**は、脳の松果体から分泌されるホルモンの一種であり、その血中濃度は昼に低く夜に高くなり、睡眠に関連している。

令和２年４月　公表試験問題の解答・解説

関係法令

問１　正解（1）

(1) ○　衛生管理者の選任は14日以内に行わなければならないが、所轄労働基準監督署長への報告は、選任後遅滞なく行えばよいとされている。参照！安衛法12条1項、安衛則7条1項1号・2項

(2) ×　常時使用する労働者数が2,000人を超え3,000人以下の事業場では、衛生管理者を5人以上選任しなければならないとされている。参照！安衛法12条1項、安衛令4条、安衛則7条1項4号・5号イ

(3) ×　常時50人以上の労働者を使用する警備業の事業場では、第二種衛生管理者免許を有する者のうちから衛生管理者を選任することができるとされている。参照！安衛則7条1項3号ロ

(4) ×　常時1000人以上の事業場、または500人以上の有害業務を扱う事業場では、その事業場に専属の産業医を選任しなければならないとされている。常時800人以上の事業場では、専属の産業医の選任義務はない。参照！安衛則13条1項2号

(5) ×　衛生工学衛生管理者の免許を受けた者のうちから衛生管理者を選任しなければならないのは、常時500人を超える労働者を使用する事業場で、一定の業務に常時30人以上の労働者を従事させる場合であり、常時300人を超え500人未満の労働者を使用し、そのうち、深夜業を含む業務に常時100人の労働者を従事させる事業場は、これに該当しない。参照！安衛法12条1項、安衛則7条1項5号ロ、労働基準法施行規則18条

問２　正解（5）

(1) ×　事業場の労働者数が300人以上の通信業の場合には、総括安全衛生管理者の選任が義務付けられている。参照！安衛法10条、安衛令2条

(2) ×　事業場の労働者数が300人以上の各種商品小売業の場合には、総括安全衛生管理者の選任が義務付けられている。参照！安衛法10条、安衛令2条

(3) ×　事業場の労働者数が300人以上の旅館業の場合には、総括安全衛生管理者の選任が義務付けられている。参照！安衛法10条、安衛令2条

(4) ×　事業場の労働者数が300人以上のゴルフ場業の場合には、総括安全衛生管理者の選任が義務付けられている。参照！安衛法10条、安衛令2条

(5) ○　医療業では、事業場の労働者数が1000人以上の場合に総括安全衛生管理者の選任が義務付けられており、労働者数が300人の場合には選任が義務付けられていない。参照！安衛法10条、安衛令2条

問３　正解（2）

(1) ○　雇入時の健康診断においては、医師の健康診断を受けたのち、3月を経過しない者を雇い入れる場合は省略できる。参照！安衛則43条

(2) ×　雇入時の健康診断については省略することはできない。聴力の検査方法について、一定年齢の者を対象に、医師が適当と認めるその他の方法により行うことができるのは、定期健康診

令和2年4月

断である。参照！安衛則43・44条

(3) ○　胸部エックス線検査については、1年以内ごとに1回、定期に行うことでよいとされている。参照！安衛則13条1項2号ヌ・45条1項・44条1項4号

(4) ○　事業者は、事業場において実施した雇入時の健康診断の項目に異常の所見があると診断された労働者については、その結果に基づき、健康を保持するために必要な措置について、健康診断実施日から3か月以内に、医師の意見を聴かなければならないとされている。参照！安衛法66条の4

(5) ○　定期健康診断の結果について、所轄労働基準監督署長に報告義務があるのは、常時50人の労働者を使用する事業場である。参照！安衛則52条

問4　正解（4）

(1) ×　衛生委員会の議長となる委員は、原則として、総括安全衛生管理者又は総括安全衛生管理者以外の者で事業場においてその事業の実施を統括管理するもの若しくはこれに準ずる者のうちから事業者が指名した者とされている。参照！安衛法17条・18条

(2) ×　事業場の労働組合、または、労働組合がないときに、労働者の過半数を代表する者の推薦に基づき指名するのは、衛生委員会の「議長以外の委員の半数」である。注意！衛生委員会の規定は、安全委員会の規定を準用する。参照！安衛法17条4項・18条4項

(3) ×　衛生管理者として選任している事業場に専属ではない労働衛生コンサルタントも、衛生委員会の委員として指名することができる。注意！衛生委員会の委員が事業場の専属でなければならないとはされていない。参照！安衛法18条2項

(4) ○　当該事業場の労働者で、衛生に関し経験を有するもののうちから事業者が指名した者を、衛生委員会の委員として指名することができる。参照！安衛法18条2項4号

(5) ×　衛生委員会は、毎月1回以上開催し、委員会における議事で重要なものに係る記録を作成して3年間保存しなければならないとされている。参照！安衛則23条1項・4項

問5　正解（2）

(2) ○　正しくは「① 空気調和設備又は機械換気設備を設けている場合は、室に供給される空気が、1気圧、温度25℃とした場合の当該空気中に占める二酸化炭素の含有率が100万分の［A 1,000］以下となるように、当該設備を調整しなければならない。

② ①の設備により室に流入する空気が、特定の労働者に直接、継続して及ばないようにし、かつ、室の気流を［B 0.5］m/s以下としなければならない。」となる。

(1)、(3)、(4)、(5) ×　上記参照。

問6　正解（4）

(1) ○　1か月以内の期間を定めて雇用するパートタイム労働者についても、安全衛生教育を省略することはできない。参照！安衛法10条1項、安衛令2条3号、安衛則35条1項

(2) ○　教育事項の全部又は一部に関し十分な知識及び技能を有していると認められる労働者については、当該事項についての教育を省略することができるとされている。参照！安衛法59条1項、安衛則35条2項

(3) ○　銀行など金融業の事業場におい

ては、「整理、整頓及び清潔の保持に関すること」についての教育を省略することはできない。注意！銀行など金融業は、安衛令2条3号の「その他の業種」である。参照！安衛法59条1項、安衛令2条、安衛則35条

(4) ×　旅館業の事業場では、「作業手順に関すること」についての教育を省略することはできない。参照！安衛法10条1項、安衛令2条2号、安衛則35条1項3号

(5) ○　警備業の事業場では、「作業手順に関すること」についての教育を省略することができる。注意！警備業は、安衛令2条の「その他の業種」にあたる。参照！安衛法10条1項、安衛令2条3号、安衛則35条1項

問7　正解（4）

(1)、(2)、(3)、(5) ×　労働安全衛生法に基づく心理的な負担の程度を把握するための検査（**ストレスチェック**）とは、自分のストレスがどのような状態にあるのかを調べる検査のことであり、労働者が50人以上いる事業所では、毎年1回、すべての労働者に対して実施することが義務付けられている。ストレスチェックの実施者は、医師、保健師、厚生労働大臣の定める研修を受けた看護師・精神保健福祉士の中から選ぶものとされている。

(4) ○　上記記述を参照。

問8　正解（4）

(1) ○　事業者は、燃焼器具を使用するときは、発熱量が著しく少ないものを除き、毎日、異常の有無を点検しなければならないとされている。参照！事務所衛生基準規則6条2項

(2) ○　機械による換気のための設備については、2か月以内ごとに1回、定期に、異常の有無を点検しなければならないとされている。参照！事務所衛生基準規則9条

(3) ○　事業者は、空気調和設備内に設けられた排水受けについては、原則として、1か月以内ごとに1回、定期に、その汚れ及び閉塞の状況を点検し、必要に応じ、その清掃等を行わなければならないとされている。参照！事務所衛生基準規則9条の2第4号

(4) ×　事業者は、中央管理方式の空気調和設備を設けた建築物の事務室については、2月以内ごとに1回、空気中の一酸化炭素及び二酸化炭素の含有率、室温及び外気温並びに相対湿度を、定期に測定しなければならないとされている。また、2月以内ごとに1回、定期に、異常の有無を点検しなければならない。参照！事務所衛生基準規則7条1項1号・9条

(5) ○　事業者は、事務室の建築、大規模の修繕又は大規模の模様替を行ったときは、事務室の使用開始後所定の時期に1回、その事務室の空気中のホルムアルデヒドの濃度を測定しなければならないとされている。参照！事務所衛生基準規則7条の2

問9　正解（1）

(1) ×　育児時間を請求できるのは、生後満1年に達しない生児を育てる女性である。参照！労働基準法67条

(2)、(3)、(4)、(5) ○　労働基準法では、生後満1年に達しない生児を育てる女性は、一定の休憩時間のほかに、1日2回各々少なくとも30分、生後満1年に達しない生児を育てるための時間を請求することができるとされている。この育児時間は、授乳などのほか、

幼稚園の送り迎えなど、女性労働者が請求した時間に与えなければならず、2回分を1回にまとめて取得することもできる。育児時間は、その請求がない女性労働者に強制的に取得させる必要はなく、育児時間については、会社には賃金を支払う義務はない。育児休業期間も同様である。また、育児時間中の女性労働者を使用してはならない。**注意！**育児休業とは異なり、育児時間を取得できるのは女性労働者に限られる。**参照！**労働基準法67条

問10 正解（5）

(1) ○　時間外・休日労働に関する労使協定を締結し、これを所轄労働基準監督署長に届け出ている場合であっても、妊産婦が請求した場合には、管理監督者等の場合を除き、時間外・休日労働をさせてはならないとされている。**参照！**労働基準法66条2項

(2) ○　1か月単位の変形労働時間制を採用している場合であっても、妊産婦が請求した場合には、管理監督者等の場合を除き、1週間及び1日それぞれの法定労働時間を超えて労働させてはならないとされている。**参照！**労働基準法66条1項

(3) ○　フレックスタイム制を採用した場合には、清算期間を平均して1週間当たりの労働時間が40時間を超えない範囲内において、1日8時間又は1週40時間を超えて労働させることができる。この清算期間は3カ月以内とされている。法令には妊産婦という特定はないが、妊産婦も労働者であれば、当然、これに含まれると考えられる。**参照！**労働基準法32条の3第2号

(4) ○　1年単位の変形労働時間制を採用している場合であっても、妊産婦が請求した場合には、管理監督者等の場合を除き、1週間及び1日それぞれの法定労働時間を超えて労働させてはならないとされている。**参照！**労働基準法66条1項

(5) ×　妊産婦が請求した場合には、管理監督者等の場合であっても、深夜業をさせてはならないとされている。**参照！**労働基準法66条3項

労働衛生

問11 正解（5）

(1)、(2)、(3)、(4) ×　必要換気量とは、衛生上、1時間に入れ替える必要のある空気の量のことである。この必要換気量は次の式で求められるが、算出に用いられる式は、次のとおりである。

必要換気量

$$=\frac{\text{室内にいる人が1時間に呼出する二酸化炭素量(m}^3\text{/h)}}{\text{室内二酸化炭素基準濃度(\%)}-\text{外気の二酸化炭素濃度(\%)}}\times 100$$

ただし、問題文の計算式では基準濃度は%ではなく、濃度の数値ppmであることから、正しい計算式は次のようになる。**注意！** 1ppm＝0.0001％

Q必要換気量

$$=\frac{\text{D 室内にいる人が1時間に呼出する二酸化炭素量(m}^3\text{/h)}}{\text{B 室内二酸化炭素基準濃度(ppm)}-\text{C 外気の二酸化炭素濃度(ppm)}}$$

$\times 1{,}000{,}000$

●必要換気量の算出に用いられる数値

室内二酸化炭素基準濃度	0.1％
外気の二酸化炭素濃度	0.03～0.04％
人が呼出する二酸化炭素濃度	4％

なお、事務所衛生基準規則では、事業者は、室における二酸化炭素の含有

率を、100万分の5,000以下（＝5,000 ppm以下）としなければならないとされている。参照！事務所衛生基準規則3条2項

(5) ○　上記参照。

問12 正解 (4)

(1) ○　照度の単位は**ルクス（lx）**で、1ルクスは光度1カンデラの光源から1m離れた所で、その光に直角な面が受ける明るさに相当する。

(2) ○　全般照明と局部照明を併用する場合には、全般照明による照度は、局部照明による照度の10分の1以上にするのが適切とされており、5分の1程度は適切といえる。

(3) ○　前方から明かりをとるときには、目と光源を結ぶ線と視線とが作る角度は、30°以上になるようにする。40°程度は適切といえる。

(4) ×　事業者は、労働者を常時就業させる場所の照明設備について、6月以内ごとに1回、定期に、点検しなければならないとされている。1年以内ごとに1回は誤り。参照！安衛則605条2項

(5) ○　部屋の彩色に当たり、目の高さから上の壁及び天井は、照明効果を上げるために明るい色を配色し、目の高さから下は、まぶしさを防ぐために濁色にするとよい。

問13 正解 (1)

(1) ○　正しくは、「WBGTは、労働環境において作業者が受ける暑熱環境による熱ストレスの評価を行う簡便な指標で、その値は次の式により算出される。

屋外で太陽照射のある場合：

WBGT ＝ 0.7 × [A　自然湿球温度]
＋ 0.2 × [B　黒球温度]
＋ 0.1 × [C　乾球温度]

屋内の場合又は屋外で太陽照射のない場合：

WBGT ＝ 0.7 × [A　自然湿球温度]
＋ 0.3 × [B　黒球温度]

となる。

WBGT（湿球黒球温度：Wet Bulb Globe Temperature）とは、暑さ指数とも呼ばれ、「湿度」「日射・輻射などの周辺の熱環境」「気温」の3要素を取り入れた指標である。

自然湿球温度とは、一般的な非通風式乾湿計で測った湿球温度であり、実際の湿球温度より、日中なら数度高温の値となる。**黒球温度**とは、直径150㎜の中空黒球の中心に位置する温度計の示す温度であり、環境測定のための専用器具である。**乾球温度**とは、一般の寒暖計で計った温度のことである。

以上から、正しい語句の組み合わせは「(1) 自然湿球温度　黒球温度　乾球温度」となる。

(2)、(3)、(4)、(5) ×　上記参照。

問14 正解 (2)

(1) ○　筋力については、握力を**握力計**で測定する。

(2) ×　柔軟性については、座位体前屈を**体前屈測定計**で測定する。

(3) ○　平衡性については、閉眼（又は開眼）片足立ちを**ストップウォッチ**で測定する。

(4) ○　敏しょう性については、全身反応時間を**全身反応測定器**で測定する。

(5) ○　全身持久性については、全身持久力（＝最大酸素摂取量）を**自転車エルゴメーター**または**トレッドミル**を用いて測定する。

問15 正解（2）

(1) ○ 「労働者の心の健康の保持増進のための指針」には、心の健康問題の特性として、「心の健康については、客観的な測定方法が十分確立しておらず、その評価には労働者本人から心身の状況に関する情報を取得する必要があり、さらに、心の健康問題の発生過程には個人差が大きく、そのプロセスの把握が難しい。」とされている。参照！労働者の心の健康の保持増進のための指針2－①

(2) × 指針には、「ストレスチェック制度の活用や職場環境等の改善を通じて、メンタルヘルス不調を未然に防止する「**一次予防**」、メンタルヘルス不調を早期に発見し、適切な措置を行う「**二次予防**」及びメンタルヘルス不調となった労働者の職場復帰を支援等を行う「**三次予防**」が円滑に行われるようにする必要がある。」とされている。「一次予防」は、未然に防止することである。参照！指針2

(3) ○ 指針には、「労働者の心の健康は、職場配置、人事異動、職場の組織等の人事労務管理と密接に関係する要因によって、大きな影響を受ける。メンタルヘルスケアは、人事労務管理と連携しなければ、適切に進まない場合が多い。」とされている。参照！指針2－③

(4) ○ 指針には、「心の健康問題は、職場のストレス要因のみならず家庭・個人生活等の職場外のストレス要因の影響を受けている場合も多い。また、個人の要因等も心の健康問題に影響を与え、これらは複雑に関係し、相互に影響し合う場合が多い。」とされている。参照！指針2－④

(5) ○ 指針には、「事業者がストレスチェック結果を含む労働者の心の健康に関する情報を入手する場合には、労働者本人の同意を得ることが必要であり、また、事業者は、その情報を、労働者に対する健康確保上の配慮を行う以外の目的で使用してはならない。」とされている。参照！指針6－(3) ウ

問16 正解（3）

(1)、(2) ○ 傷病者を発見した場合には、傷病者の両肩を軽くたたきながら声をかけて、傷病者に反応がある場合は、回復体位をとらせて安静にして、経過を観察する。反応がない、または判断に迷う場合には、大声で周囲の人の助けを求め、119番通報とAEDの手配を依頼する。いずれの場合も一次救命措置は、できる限り単独で行うことは避けるようにしなければならない。

(3) × **口対口人工呼吸**は、傷病者の鼻をつまみ、約1秒かけて傷病者の「胸が上がるのが見てわかる程度」の量の息を、2回吹き込むとされている。3秒ではない。

(4) ○ 成人に対する**胸骨圧迫**では、胸が約5cm沈む強さで胸骨の下半分を圧迫し、1分間に100～120回のテンポで行う。

(5) ○ AEDによる心電図の自動解析の結果、「ショックは不要です。」などのメッセージが流れた場合には、除細動は不要だが、速やかに胸骨圧迫を開始する必要がある。

問17 正解（1）

(1) × **運動負荷心電図検査**とは、運動で心臓に一定の負荷をかけて心臓の筋肉の変化を観察するものである。心電図に異常が認められた場合には、狭心症・心筋梗塞などの虚血性心疾患、不

整脈をともなう病気などが疑われる。

(2) ○　虚血性心疾患は、冠状動脈硬化症ともいわれ、冠動脈による心筋への血液の供給が不足したり途絶えることにより心筋の酸素不足が原因で起こる心筋障害である。発症の危険因子には、高血圧、喫煙、脂質異常症などがある。

(3) ○　虚血性心疾患は、心筋の一部分に可逆的虚血が起こる狭心症と、不可逆的な心筋壊死が起こる心筋梗塞とに大別される。

(4) ○　狭心症とは、心臓の冠動脈が詰まって狭くなり、一時的に心筋が酸素不足に陥って胸の痛みや圧迫感を引き起こす病気である。

(5) ○　狭心症と心筋梗塞では、主に前胸部、まれに左腕や背中に痛み、圧迫感を生じるが、発作の持続時間は通常数分であり、長くても15分以内であることが多い。

問18 正解（1）

(1) ○　正しくは、「日本人のメタボリックシンドローム診断基準で、**腹部肥満**（ A 内臓 脂肪の蓄積）とされるのは、腹囲が男性では B 85 cm以上、女性では C 90 cm以上の場合である。」となる。

(2)、(3)、(4)、(5) ×　上記記述を参照。

問19 正解（1）

(1) ×　**感染型食中毒**は、食物に付着した細菌そのものの感染によって起こる食中毒であり、サルモネラ菌、腸炎ビブリオ、病原性大腸菌などによるものがある。細菌が増殖する際に産生した毒素によって起こるものではない。

(2) ○　**毒素型食中毒**は、食物に付着した細菌が増殖する際に産生した毒素によって起こる食中毒であり、黄色ブドウ球菌やボツリヌス菌などによるものがある。神経細胞に作用する神経毒である。

(3) ○　**黄色ブドウ球菌**は、ブドウの房のように集まっていることから名付けられたもので、食中毒の原因となるだけでなく、おできやにきびなどの化膿性疾患の起因菌でもある。菌自体は熱に弱いが、毒素は100℃ 20分の加熱でも分解されない。

(4) ○　**腸炎ビブリオ**は、日本で発見された食中毒の原因菌の一種であり、3%食塩濃度で最も増殖することから、**病原性好塩菌**とも呼ばれる。

(5) ○　**細菌性食中毒**とは食中毒の原因物質が細菌であるものをいう。カンピロバクター、サルモネラ、腸炎ビブリオなどの感染型、黄色ブドウ球菌、ボツリヌス菌、セレウス菌（嘔吐型）などの食物内毒素型、腸管出血性大腸菌（O157）、ウェルシュ菌、セレウス菌（下痢型）などの生体内毒素型に分けられる。

問20 正解（4）

(1) ×　満18歳以上の男子労働者が人力のみにより取り扱う物の重量は、体重のおおむね40%以下となるように努めることとされており、50%は誤り。
参照！職場における腰痛予防対策指針別紙Ｉの１

(2) ×　腰部保護ベルトは一律に使用するのではなく、個人ごとに効果を確認してから使用の適否を判断するとされている。参照！上記指針２の（６）ハ

(3) ×　指針では、重量物を取り扱うときは、「できるだけ身体を対象物に近づけ、重心を低くするような姿勢を取る。床面等から荷物を持ち上げる場合

には、片足を少し前に出し、膝を曲げ、腰を十分に降ろして当該荷物をかかえ、膝を伸ばすことによって立ち上がるようにする。」などとされている。「両膝を伸ばしたまま上体を下方に曲げる前屈姿勢」は不適切である。参照！上記指針2（2）イ

(4) ○　腰掛け作業では、椅子に深く腰を掛けて、背もたれで体幹を支え、履物の足裏全体が床に接する姿勢を基本とするとされている。参照！上記指針Ⅲの1の（3）イ

(5) ×　立ち作業では、床面が硬い場合には、立っているだけでも腰部への衝撃が大きいことから、クッション性のある作業靴やマットを利用して、衝撃を緩和することとされている。参照！上記指針別紙Ⅱの6の（1）

労働生理

問21 正解（5）

(1) ○　呼吸運動は、肋間筋と横隔膜の協調運動によって胸郭内容積を周期的に増減させて行われる。主に肋間筋を使う呼吸が**胸式呼吸**、主に横隔膜を使う呼吸が**腹式呼吸**である。

(2) ○　胸郭内容積が増し、内圧が低くなることで、肺内へ空気が流れ込む。この時、鼻腔、気管などの気道を経て肺内へ流れ込む空気が**吸気**である。

(3) ○　肺胞内の空気と肺胞を取り巻く毛細血管中の血液との間で行われるガス交換を外呼吸という。肺胞と血液との間のガス交換が**外呼吸**、血液と細胞のガス交換が**内呼吸**である。

(4) ○　通常の呼吸の場合の呼気には、酸素が約16%、二酸化炭素が約4%、含まれている。ちなみに、大気中の酸素濃度は20.93%、二酸化炭素濃度は0.04%である。

(5) ×　身体活動時には、血液中の二酸化炭素分圧の上昇などにより延髄にある呼吸中枢が刺激されて、呼吸は深くなり、回数が増加する。窒素分圧の上昇ではない。

問22 正解（3）

(1) ×　物理化学的な刺激の量と人間が意識する感覚の強度とは、直線的な比例関係にあるとはいえない。例えば、ヒトの温度感覚は、一般に温覚よりも冷覚の方が鋭敏であり、温覚は徐々に、冷覚は急速に表れる。

(2) ×　**皮膚感覚**には、触圧覚、痛覚、温度感覚（温覚・冷覚）などがあり、これらのうち冷覚を感じる冷覚点ではなく、痛覚を感じる痛覚点の方が、他の感覚点に比べて密度が大きい。

(3) ○　網膜には色を感じる**錐状体**と、明暗を感じる**杆状体**の2種類の視細胞がある。

(4) ×　眼軸が短か過ぎるために、平行光線が網膜の後方で像を結ぶ状態は、近視ではなく遠視である。

(5) ×　平衡感覚に関係する器官である前庭及び三半規管は、内耳にあって、体の傾きや回転の方向を知覚する。中耳には、鼓膜、鼓室などがある。

問23 正解（5）

(1) ×　**代謝**とは、活動において必要なエネルギーのことであるが、代謝において、細胞に取り入れられた体脂肪やグリコーゲンなどが分解されてエネルギーを発生する過程を**異化**という。

(2) ×　代謝において、体内に摂取された栄養素が、種々の化学反応によって、細胞を構成する蛋白質などの生体に必要な物質に合成されることを同化とい

う。異化と同化を合わせて代謝という。

(3) ×　**基礎代謝**とは、生命維持のために必要なエネルギー代謝の基本量のことであり、その算出には、年齢、性別毎の基礎代謝基準値に体重をかけて求める。**基礎代謝量**とは、早朝空腹時に快適な室内等においての安静時の代謝量であり、基礎代謝の測定は、睡眠時ではなく、横臥安静時に行われる。

(4) ×　ヒトは安静時にもエネルギーを消費しているが、**エネルギー代謝率**とは、肉体の活動あるいは労働の強度を表す指標であり、活動時の総エネルギー代謝量から、安静時のエネルギー代謝量を引き、その結果を基礎代謝量で割って算出する。体内で一定時間中に消費された酸素と排出された二酸化炭素の容積比ではない。

(5) ○　エネルギー代謝率とは、生体のある運動動作が、基礎代謝の何倍にあたるかを示すものであり、その値は、体格、性別などの個人差による影響は少なく、同じ作業であれば、ほぼ同じ値となる。

問24 正解（1）

A　**トリプシン**は、膵臓より分泌される消化酵素の一種であり、蛋白質を分解する働きがある。

B　**ペプシン**は、胃に含まれる消化酵素の一種であり、蛋白質を分解する働きがある。

C　**アミラーゼ**は、ジアスターゼとも呼ばれる消化酵素の一種であり、でんぷんをブドウ糖に分解する働きがある。おもに膵臓と唾液腺から分泌される。

D　胃液や膵液に含まれる**リパーゼ**は、脂質の消化酵素である。

(1) ○　以上から、蛋白質の消化に関与しているものの組み合わせは、「（1）A　トリプシン、B　ペプシン」となる。

(2)、(3)、(4)、(5) ×　上記記述を参照。

問25 正解（3）

(1) ×　血中の老廃物は、尿細管ではなく糸球体からボウマン嚢に濾し出される。糸球体でろ過された原尿は、尿細管などで塩分や蛋白質などが再吸収される。

(2) ×　糸球体には汚れた血液をきれいにする働きがあり、体に不必要なものは濾し出されるが、蛋白質は体に必要なものとして濾し出されない。

(3) ○　血中のグルコースは分子が小さいことから、いったん糸球体からボウマン嚢に漉し出されるが、尿細管で再吸収されて血管に戻される。

(4) ×　原尿中に濾し出された塩分などの電解質の多くは、ボウマン嚢ではなく尿細管から血中に再吸収される。

(5) ×　原尿中に濾し出された水分の大部分は、そのまま尿として排出されるのではなく、尿細管で再吸収されて水分量が調整される。

問26 正解（5）

(1) ×　横紋筋には、骨格筋と心筋がある。骨格筋は随意筋であり、手足を動かすなど体を動かす働きをしているが、心筋は、心臓を構成する筋肉で不随意筋である。平滑筋は、内臓や血管の壁に存在する不随意筋である。

(2) ×　筋肉の方が運動によって疲労しやすいが、回復に時間がかかるのは神経系といえる。神経より筋肉の方が疲労しやすいといえる。

(3) ×　運動には、荷物を持ち上げて差し出すような、関節を動かして筋肉を収縮させる短縮性収縮と伸張性収縮による運動と、壁を押す運動のように関節を動かさずに力を加える等尺性収縮による運動がある。

(4) ×　強い力を必要とする運動によって、エネルギーを供給するために筋肉の収縮性蛋白質は分解されるが、運動後の休息や栄養補給によって修復時には筋線維が太くなり筋肉は運動前よりも大きくなる。

(5) ○　筋肉が収縮して出す最大筋力は、筋肉の単位断面積当たりの平均値でみると、性差・年齢差はほとんどみられず、一般には筋肉の横断面1㎠あたりでは5～10kgとされている。

問27 正解 (2)

(1) ○　骨髄で産生される**赤血球**には全身に酸素を運ぶ働きがあり、その寿命は100～120日である。一方で、**白血球**には免疫機能があり、寿命は3～5日と短い。赤血球の数は血球の中では最も多い。

(2) ×　**ヘマトクリット**とは、血液の容積に対する血球の割合を示す指標である。血球とは、赤血球、白血球、血小板からなっており、その多くは赤血球であり、ヘマトクリット値が低いということは、赤血球が少なく貧血の可能性があるといえる。

(3) ○　**好中球**とは、白血球の一つであり、白血球の約60パーセントを占めている。運動性と食作用が著しく、急性炎症の場で中心的役割を果たす働きがある。

(4) ○　**血小板**は、核を持たない不定形の細胞であり、血液凝固作用に関与している。

(5) ○　血液中に存在する赤血球は、その表面にある抗原の型により、いくつかの分類方法がある。そのなかで、**ABO式血液型**とは、血液型をA型、B型、O型、AB型の4つに分類する最も一般的な分類方法のことである。血清中の抗体は血液型により違いがあり、A型の血清は抗B抗体をもっている。

問28 正解 (2)

(2) ○　正しくは、「体内に侵入した病原体などの異物を、[A　リンパ球]が、[B　抗原]と認識し、その[B　抗原]に対してだけ反応する[C　抗体]を血漿中に放出する。この[C　抗体]が[B　抗原]に特異的に結合し[B　抗原]の働きを抑制して体を防御するしくみを[D　体液性]免疫と呼ぶ。これに対し、[A　リンパ球]が直接、病原体などの異物を攻撃する免疫反応もあり、これを[E　細胞性]免疫と呼ぶ。」となる。

(1)、(3)、(4)、(5) ×　上記記述を参照。

問29 正解 (5)

(1) ×　寒冷にさらされ体温が正常より低くなると、皮膚の血管を収縮させて血流量を減らし、皮膚温を下げる。血管を弛緩させて血流量を増やすと皮膚温は上がる。

(2) ×　高温にさらされて体温が正常以上に上昇すると、皮膚の血管が弛緩して血流量を増加するとともに、体内の代謝活動が抑制されて熱の産生量が減少し、人体からの放熱が促進される。内臓の血流量は低下する。

(3) ×　体温調節のように、外部環境が変化しても身体内部の状態を一定に保つ生体の仕組みは、同調性ではなく恒常性という。

(4) ×　体温調節機能は視床下部最吻側に位置する視索前野にある。体温が下がると、皮膚の血管が収縮して血流量を減らして皮膚の温度を下げる。同時に、体内の代謝活動を高めることで熱の産生量を増やしている。

(5) ○　放熱は、蒸発、輻射、対流、伝導などの物理的な過程で行われるが、蒸発による熱放散には、発汗と不感蒸泄がある。

問30 正解 (4)

(1) ○　自律神経系は、内臓、血管などの不随意筋に分布しており、血圧や呼吸数など、体内の特定の機能を調整している。

(2) ○　自律神経である交感神経と副交感神経は、同一器官に分布していても、その作用はほぼ正反対である。交感神経は、運動時などの興奮時に活発になり、副交感神経は、体がゆったりとしている時に強く働く。

(3) ○　自律神経系は、末梢神経系のうち植物性機能を担う神経系であり、その中枢は、脳幹及び脊髄にある。

(4) ×　交感神経は胃腸の働きを抑制し、副交感神経は胃腸を活発に働かせる。

(5) ○　交感神経の亢進は心拍数を増加させ、副交感神経の亢進は心拍数を減少させる。主に、活動時には交感神経が、休息時には副交感神経が活発になる。

●食中毒の主な原因

細菌・ウイルス	特　徴
腸管出血性大腸菌	腸管出血性大腸菌は、食肉などに付着して感染する。ベロ毒素を出して出血性の下痢を引き起こす。O-157 や O-111 は、牛や豚などの腸の中に存在する。
カンピロバクター	牛や豚、鶏、猫や犬などの腸の中に存在する。吐き気や腹痛、下痢を引き起こす。
サルモネラ属菌	牛や豚、鶏、猫や犬などの腸の中に存在する。激しい胃腸炎、吐き気、おう吐、腹痛、下痢を引き起こす。
セレウス菌	河川や土の中など自然界に広く分布し、穀類や豆類、香辛料などが感染源となる。毒素によって、おう吐型と下痢型の症状がある。
ボツリヌス菌	海、湖、川などの泥砂中に分布し、低酸素状態に置かれると発芽・増殖し、熱に強い芽胞を作る。吐き気、おう吐や視力障害、言語障害、物を飲み込みづらくなるなどの神経症状が特徴である。
ブドウ球菌	自然界に広く分布し、人の皮膚やのどにも存在する。調理する人の手や指の傷などから感染することが多い。
ウエルシュ菌	人や動物の腸管や土壌などに広く生息する。酸素がないところで増殖する。下痢、腹痛が主な症状である。
ノロウイルス	手指や食品などを介して、口から体内に入ることで感染する。腸の中で増殖し、おう吐、下痢、腹痛などを引き起こす。

資料：厚生労働省

解答用紙

関係法令										労働衛生									
1	2	3	4	5	6	7	8	9	10	11	12	13	14	15	16	17	18	19	20
1	1	1	1	1	1	1	1	1	1	1	1	1	1	1	1	1	1	1	1
2	2	2	2	2	2	2	2	2	2	2	2	2	2	2	2	2	2	2	2
3	3	3	3	3	3	3	3	3	3	3	3	3	3	3	3	3	3	3	3
4	4	4	4	4	4	4	4	4	4	4	4	4	4	4	4	4	4	4	4
5	5	5	5	5	5	5	5	5	5	5	5	5	5	5	5	5	5	5	5

労働生理									
21	22	23	24	25	26	27	28	29	30
1	1	1	1	1	1	1	1	1	1
2	2	2	2	2	2	2	2	2	2
3	3	3	3	3	3	3	3	3	3
4	4	4	4	4	4	4	4	4	4
5	5	5	5	5	5	5	5	5	5

出題分野	出題区分	正答数・得点	
関係法令	問 1 ～問 10	／10（1 問 10 点）	／100 点
労働衛生	問 11 ～問 20	／10（1 問 10 点）	／100 点
労働生理	問 21 ～問 30	／10（1 問 10 点）	／100 点
合　　計		／30 問	／300 点

解答用紙

関係法令										労働衛生									
1	2	3	4	5	6	7	8	9	10	11	12	13	14	15	16	17	18	19	20
1	1	1	1	1	1	1	1	1	1	1	1	1	1	1	1	1	1	1	1
2	2	2	2	2	2	2	2	2	2	2	2	2	2	2	2	2	2	2	2
3	3	3	3	3	3	3	3	3	3	3	3	3	3	3	3	3	3	3	3
4	4	4	4	4	4	4	4	4	4	4	4	4	4	4	4	4	4	4	4
5	5	5	5	5	5	5	5	5	5	5	5	5	5	5	5	5	5	5	5

労働生理									
21	22	23	24	25	26	27	28	29	30
1	1	1	1	1	1	1	1	1	1
2	2	2	2	2	2	2	2	2	2
3	3	3	3	3	3	3	3	3	3
4	4	4	4	4	4	4	4	4	4
5	5	5	5	5	5	5	5	5	5

出題分野	出題区分	正答数・得点	
関係法令	問 1 ～問 10	／10（1 問 10 点）	／100 点
労働衛生	問 11 ～問 20	／10（1 問 10 点）	／100 点
労働生理	問 21 ～問 30	／10（1 問 10 点）	／100 点
合　計		／30 問	／300 点

解答用紙

関係法令										労働衛生									
1	2	3	4	5	6	7	8	9	10	11	12	13	14	15	16	17	18	19	20
1	1	1	1	1	1	1	1	1	1	1	1	1	1	1	1	1	1	1	1
2	2	2	2	2	2	2	2	2	2	2	2	2	2	2	2	2	2	2	2
3	3	3	3	3	3	3	3	3	3	3	3	3	3	3	3	3	3	3	3
4	4	4	4	4	4	4	4	4	4	4	4	4	4	4	4	4	4	4	4
5	5	5	5	5	5	5	5	5	5	5	5	5	5	5	5	5	5	5	5

労働生理									
21	22	23	24	25	26	27	28	29	30
1	1	1	1	1	1	1	1	1	1
2	2	2	2	2	2	2	2	2	2
3	3	3	3	3	3	3	3	3	3
4	4	4	4	4	4	4	4	4	4
5	5	5	5	5	5	5	5	5	5

出題分野	出題区分	正答数・得点	
関係法令	問 1 ～問 10	／10（1 問 10 点）	／100 点
労働衛生	問 11 ～問 20	／10（1 問 10 点）	／100 点
労働生理	問 21 ～問 30	／10（1 問 10 点）	／100 点
合　計		／30 問	／300 点

解答用紙

関係法令										労働衛生									
1	2	3	4	5	6	7	8	9	10	11	12	13	14	15	16	17	18	19	20
1	1	1	1	1	1	1	1	1	1	1	1	1	1	1	1	1	1	1	1
2	2	2	2	2	2	2	2	2	2	2	2	2	2	2	2	2	2	2	2
3	3	3	3	3	3	3	3	3	3	3	3	3	3	3	3	3	3	3	3
4	4	4	4	4	4	4	4	4	4	4	4	4	4	4	4	4	4	4	4
5	5	5	5	5	5	5	5	5	5	5	5	5	5	5	5	5	5	5	5

労働生理									
21	22	23	24	25	26	27	28	29	30
1	1	1	1	1	1	1	1	1	1
2	2	2	2	2	2	2	2	2	2
3	3	3	3	3	3	3	3	3	3
4	4	4	4	4	4	4	4	4	4
5	5	5	5	5	5	5	5	5	5

出題分野	出題区分	正答数・得点	
関係法令	問 1 ～問 10	／10（1 問 10 点）	／100 点
労働衛生	問 11 ～問 20	／10（1 問 10 点）	／100 点
労働生理	問 21 ～問 30	／10（1 問 10 点）	／100 点
合　計		／30 問	／300 点

解答用紙

関係法令										労働衛生									
1	2	3	4	5	6	7	8	9	10	11	12	13	14	15	16	17	18	19	20
1	1	1	1	1	1	1	1	1	1	1	1	1	1	1	1	1	1	1	1
2	2	2	2	2	2	2	2	2	2	2	2	2	2	2	2	2	2	2	2
3	3	3	3	3	3	3	3	3	3	3	3	3	3	3	3	3	3	3	3
4	4	4	4	4	4	4	4	4	4	4	4	4	4	4	4	4	4	4	4
5	5	5	5	5	5	5	5	5	5	5	5	5	5	5	5	5	5	5	5

労働生理									
21	22	23	24	25	26	27	28	29	30
1	1	1	1	1	1	1	1	1	1
2	2	2	2	2	2	2	2	2	2
3	3	3	3	3	3	3	3	3	3
4	4	4	4	4	4	4	4	4	4
5	5	5	5	5	5	5	5	5	5

出題分野	出題区分	正答数・得点	
関係法令	問 1 ～問 10	／10（1 問 10 点）	／100 点
労働衛生	問 11 ～問 20	／10（1 問 10 点）	／100 点
労働生理	問 21 ～問 30	／10（1 問 10 点）	／100 点
合　計		／30 問	／300 点